L. Zahner/R.Steiner (Hrsg.)

# Kräftig altern

Lebensqualität und Selbstständigkeit

dank Muskeltraining

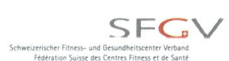

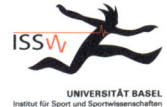

1. Auflage

SFGV

Schweizerischer Fitness- und Gesundheitscenter Verband
Fédération Suisse des Centres Fitness et de Santé
Federazione Svizzera dei Centri Fitness e di Salute

ISSW

UNIVERSITÄT BASEL
Institut für Sport und Sportwissenschaften

**Impressum**

Herausgegeben von:

Schweizerischer Fitness- und Gesundheitscenter Verband, SFGV

Institut für Sport und Sportwissenschaften, Universität Basel

Autoren: Dominique Ernst, Urs Granacher, Tim Hartmann, Ralf Roth, Uwe Pühse, Lukas Zahner

Wichtiger Hinweis:

Die Beiträge in diesem Buch sind sorgfältig recherchiert und entsprechen dem aktuellen Stand. Abweichungen, etwa durch seit Drucklegung geänderten Internetadressen etc. sind möglich. Weder Autoren noch Verlag können für eventuelle Nachteile oder Schäden, die aus dem im Buch gegebenen praktischen Hinweisen und Übungen resultieren, eine Haftung übernehmen.

Kräftig altern –

Lebensqualität und Selbstständigkeit dank Muskeltraining

1. Auflage – © Health and Beauty Marketing Swiss GmbH (Luzern, Schweiz) und Health and Beauty Business Media GmbH (Karlsruhe, Deutschland), 2010

Druck: VVA GmbH/Wesel Kommunikation (Baden-Baden, Deutschland)

ISBN 978-3-938939-19-2

# Vorwort

Das Institut für Sport und Sportwissenschaft der Universität Basel forscht seit Jahren im Bereich Kraft und Krafttraining im Alter. Der Schweizerische Fitness- und Gesundheitscenter Verband SFGV setzt sich ebenfalls aktiv für das Thema Krafttraining im Alter ein. Zusammen haben beide Organisationen das Projekt „Kräftig altern" entwickelt. Im vorliegenden Buch ist das aktuelle Wissen zu diesem Thema verständlich für die breite Öffentlichkeit aufbereitet.

## Nutzen Sie die Vorteile des Krafttrainings für Ihr Wohlbefinden

Die muskuläre Leistungsfähigkeit wird in ihrer Bedeutung für die Gesundheit, Leistungsfähigkeit und Psyche des Menschen weit unterschätzt, vorausgesetzt, sie wird überhaupt wahrgenommen. Dass ihr gerade für Menschen in der dritten Lebensphase eine hohe Bedeutung beizumessen ist, konnten aktuelle wissenschaftliche Untersuchungen eindrücklich zeigen. Insbesondere in der Sturzvermeidung und der Erhaltung der Selbständigkeit spielt sie eine entscheidende Rolle.

## Kraft bedeutet Lebensqualität

Unsere Gesundheit hängt auch entscheidend vom Zustand der Muskulatur ab. Wussten Sie, dass Sie bereits ab dem 50. Lebensjahr jedes Jahr Muskelmasse verlieren, wenn Sie nichts dagegen unternehmen? Auf diese Problemstellung wird in diesem Buch eingegangen und Sie erhalten Lösungsvorschläge zur Erhaltung und

6

Verbesserung Ihrer Muskelkraft und damit zur Erhöhung Ihrer persönlichen Lebensqualität.

**Start in jedem Alter möglich**
Gesundheit kennt kein Alter – es ist nie zu spät, mit Krafttraining zu beginnen. Krafttraining wirkt nicht nur in der Jugend, sondern auch im höchsten Alter. Schon mit 2 x 30 Minuten pro Woche können Sie erstaunliche Fortschritte erzielen.
Erfolgreich altern heißt nicht, keine Beschwerden zu haben, sondern zu lernen, diese zu meistern. Mit diesem Buch bieten wir Ihnen entsprechende Hilfen und Informationen an.

**Es ist nie zu spät – packen Sie es an!**

**Institut für Sport und Sportwissenschaft, Universität Basel**

Dr. Lukas Zahner
Mitglied der Instituts-Leitung

Dominique Ernst
MS Exercise and Health Sc.

**Schweizerischer Fitness und Gesundheitscenter Verband SFGV**

Claude Ammann
Präsident

Roland Steiner
Vizepräsident

# 1. Kraft und Gleichgewicht im Alter

In vielen europäischen Ländern erreichen die Menschen ein immer höheres Alter. Aktuellen Schätzungen zufolge wird sich diese Entwicklung zukünftig weiter fortsetzen. Die eigentliche Herausforderung des Älterwerdens liegt allerdings nicht nur darin, ein „stolzes" Alter zu erreichen, sondern auch so lange wie möglich selbstständig zu bleiben und bis ins höchste Alter eine hohe Lebensqualität beizubehalten. Eine ausreichend ausgebildete Kraft und ein gutes Gleichgewicht sind wichtige Voraussetzungen. Leider verschlechtern sich mit zunehmendem Alter sowohl die Kraft als auch das Gleichgewicht. Der menschliche Körper unterliegt während des gesamten Lebens beträchtlichen Veränderungen. In diesem Buch betrachten wir die Modifikationen, die während der zweiten Lebenshälfte einsetzt und die Möglichkeiten, ihnen erfolgreich zu begegnen.

## 1. 1. Der Alltag erfordert Kraft

Mit zunehmendem Alter verschlechtert sich die Kraftleistung des menschlichen Körpers. Dies ist eine Tatsache, die sich im Alltag negativ bemerkbar machen kann. Vielen älteren Menschen fehlt die Kraft, aus einem Stuhl aufzustehen, Einkaufstaschen zu tragen oder ihren geliebten Enkel hochzuheben. Im Altersverlauf verschlechtert sich neben der Kraft auch das Gleichgewicht beim Stehen und Gehen. In Kombination mit dem Kraftrückgang kann dies das Auftreten von gefährlichen Stürzen und ihren Konsequenzen begünstigen.

Glücklicherweise müssen wir diese alters- und lebensstilbedingten Veränderungen nicht einfach hinnehmen. Denn durch ein geeignetes Training (Kraft und Gleichgewicht) kann sowohl dem Kraftverlust als auch Gang- und Standunsicherheiten entgegengewirkt werden. So kann das Risiko eines Sturzes vermindert werden und andere, bereits für immer verloren geglaubte Fähigkeiten und Aktivitäten werden wieder möglich. Dies sind wichtige Voraussetzungen, um viele weitere Jahre selbstständig zu bleiben und die Lebensqualität zu bewahren. Kraft- und Gleichgewichtstraining haben daher das Potenzial, biologische Alterungsprozesse zu verlangsamen und dem Leistungsabfall entgegenzuwirken.

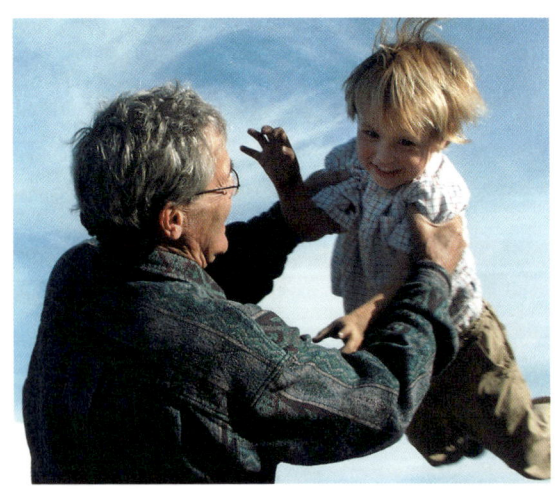

Mit genügend Kraft macht das Leben mehr Spaß.

10

## 1. 2. Wo bleibt meine Kraft?

Zwischen dem 30. und 80. Lebensjahr verlieren wir zwischen 20 % und 50 % unserer Kraftleistung. Besonders stark vom Abbau betroffen ist die sogenannte Schnellkraft. Das ist die Fähigkeit, einen Widerstand mit maximaler Geschwindigkeit zu überwinden. In Alltagssituationen spielt diese Form der Kraft eine wichtige Rolle. Beispielsweise ist es in einer Stolpersituation entscheidend, ein Bein so schnell wie möglich richtig zu positionieren, um einen drohenden Sturz abzuwenden. Ein ausreichend ausgeprägtes Schnellkraftniveau entscheidet über das Zustandekommen eines Sturzes und einer eventuell daraus resultierenden Verletzung.

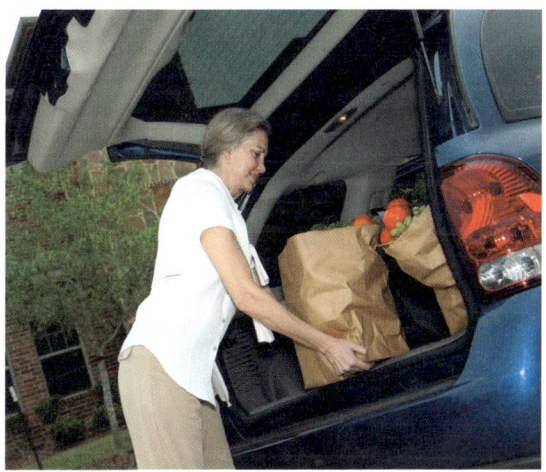

Viele Alltagssituationen erfordern Kraft.

11

Der altersbedingte Kraftabbau betrifft nicht alle Körperregionen im gleichen Ausmaß. Besonders vom Abbau betroffen ist die Kraft der unteren Körperhälfte, also die Kraft der Beine. Auch dies beeinflusst vorwiegend die Aktivitäten des täglichen Lebens, da die Beine beinahe bei jeder Aktivität zumindest mitbeteiligt sind (Gehen, Treppensteigen etc.).

## 1. 3. Was verändert sich in der Muskulatur?

Die Kraft, die ein Muskel produzieren kann, wird entscheidend von der vorhandenen Muskelmasse mitbestimmt. Dabei gilt grundsätzlich: Je mehr Muskelmasse vorhanden ist, desto mehr Kraft kann daraus entwickelt werden. Die altersbedingte Verringerung der Muskelmasse ist der Hauptgrund für den Kraftverlust im Alter. Dieser Kraftabbau beginnt nicht erst in hohem Alter, sondern in geringem Umfang bereits nach dem 30. Lebensjahr, verstärkt dann ab Ende der fünften Lebensdekade (Ende 40).

**Exkurs für Interessierte:**

Bei den Muskeln können wir zwei Fasertypen unterscheiden, welche unterschiedliche Aufgaben erledigen. Die Typ-I-Muskelfasern sind in der Lage, relativ niedrige Kräfte zu produzieren und sie über einen langen Zeitraum aufrechtzuerhalten (z.B. beim Gehen). Müssen größere Kräfte überwunden werden, werden die schnellzuckenden Typ-II-Muskelfasern hinzugeschaltet, welche jedoch schnell ermüden (z. B. Bergabgehen mit schwerem Rucksack oder schnelle Muskelaktivitäten beim Ausrutschen, Stolpern, Stürzen). Im Altersverlauf kommt es zu einer verhältnismäßigen Verschiebung der Fasertypenzusammensetzung zu Gunsten der langsamen Typ-I-Muskelfasern. Deshalb verschlechtert sich mit zunehmendem Alter vorwiegend die Fähigkeit, schnelle und kräftige Bewegungen auszuführen. Leider sind es oft genau diese Bewegungsanforderungen, die in Alltags- und Sturzsituationen auftreten.

## 1. 4. Kann ich etwas dagegen tun?

Der beschriebene Kraftverlust lässt sich aber nicht alleine durch biologische Abbauprozesse erklären. Auch die mangelnde Aktivität der Muskulatur hat einen Einfluss. Der menschliche Körper arbeitet nämlich äußerst ökonomisch: Wenn die Muskulatur nicht gebraucht wird, bildet sie sich zurück. Dies gilt natürlich auch umgekehrt: Wenn mehr Kraft gebraucht wird, als vorhanden ist, wird Muskulatur aufgebaut.

Wer rastet, der rostet: Werden die Muskeln zu selten und zu wenig intensiv gebraucht, so vermindert sich die Muskelmasse und mit ihr unsere Kraft!

Mit einem höheren Kraftniveau wären Sie schon auf der anderen Straßenseite.

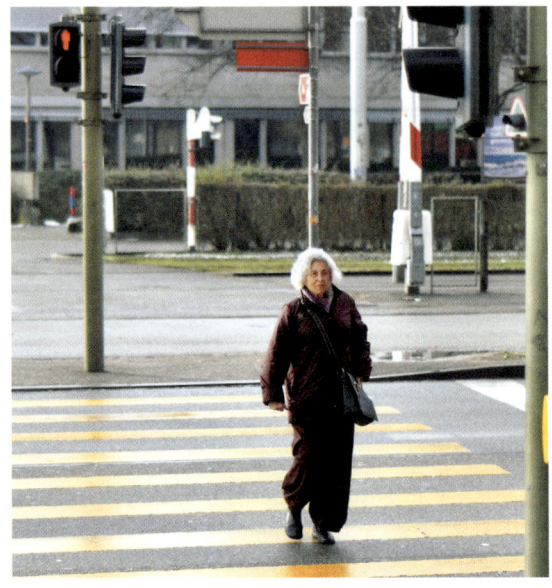

Wer seine Muskeln ausschließlich mit Alltagsaktivitäten regelmäßig aktiviert, der kann den Abbau der Muskelmasse und somit der Kraft zwar verlangsamen, aber nicht gänzlich aufhalten. Durch ein gezieltes Krafttraining ist es überdies auch im höchsten Alter möglich, die Kraft gar in hohem Umfang zu verbessern. Wissenschaftliche Untersuchungen haben gezeigt, dass bei über 80-jährigen Männern und Frauen ein Kraftzuwachs von über 170% in kurzer Zeit möglich ist.

## 1. 5. Warum und wie soll ich im Alter noch Krafttraining ausüben?

Zahlreiche Alltagssituationen stellen erhebliche Anforderungen an unsere Kraft. Manchmal sind das sogar Situationen, die man auf den ersten Blick nicht mit Kraft in Zusammenhang bringen würde. Zum Beispiel das Aufstehen aus einem Stuhl, wenn einige Meter entfernt das Telefon klingelt. Mit genügend Kraft sind Sie in der Lage, schneller aufzustehen und zusätzlich schneller das Telefon zu erreichen. So heben Sie den Hörer ab, noch bevor der Anrufer wieder aufgelegt hat. Weiterhin sind Sie bei ausreichender Kraft in der Lage, die Straße ohne Stress während der Grünphase zu überqueren.

Wenn Sie Ihre Kraft verbessern möchten, machen Sie das sinnvollerweise in einem Fitness- und Gesundheitscenter. In zertifizierten Fitness- und Gesundheitscentern werden Sie von ausgebildeten Trainern anhand Ihrer Wünsche und Voraussetzungen betreut. Hilfe zur Auswahl eines geeigneten Centers in Ihrer Nähe finden Sie auf der Umschlagsinnenseite dieses Buches. Das Training findet dort vor allem an Maschinen statt, was auf den ersten Blick ungewohnt wirken kann, aber sehr effektiv ist. Dieses Krafttraining hat einige ganz entscheidende Vorteile. Zum einen ist es an Maschinen möglich, die Trainingslast individuell anzupassen. Zum anderen bieten moderne Maschinen den großen Vorteil, dass die Bewegungen optimal geführt sind und so die Gefahr einer Verletzung minimal ist.

Natürlich können Sie Ihre Kraft auch zu Hause trainieren, allerdings ohne die beschriebenen Vorteile des

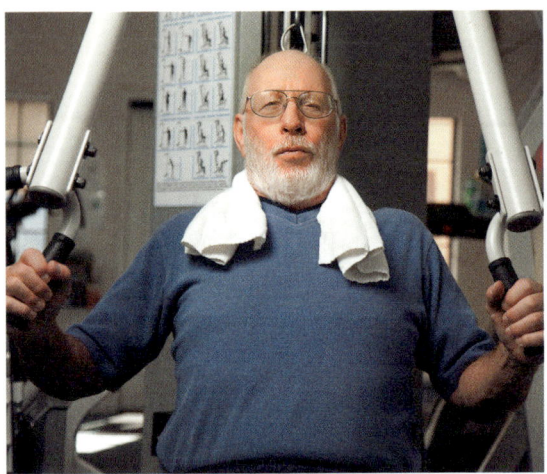

Nicht nur für Bodybuilder: Das Training an Maschinen ist sehr sicher und effizient.

Fitness- und Gesundheitscenters. Geeignete Übungen für das Training in den eigenen vier Wänden finden Sie im Praxisteil dieses Buches. Wir empfehlen Ihnen, sich vorher von einer Fachperson beraten zu lassen, um eine korrekte Übungsausführung zu erreichen und somit Verletzungen durch Fehler vorzubeugen. Hilfe finden Sie bei Physio- und Sporttherapeuten und zertifizierten Fitnessinstruktoren.

## 1. 6. Haltungskontrolle = Gleichgewicht

Die Haltungskontrolle ist die Fähigkeit, eine aufrechte Körperposition gegen den Einfluss der Schwerkraft einzunehmen und diese auch beizubehalten – oder einfach gesagt: den Körper im Gleichgewicht zu halten. Diese Kontrolle ist bei komplexen sportlichen Aktivitäten wie zum Beispiel dem Schlittschuhlaufen besonders gefordert, wird aber auch bei allen noch so einfachen Alltagsaktivitäten wie beispielsweise dem Gehen beansprucht.

Ähnlich wie die Kraft verschlechtert sich im Altersverlauf auch das Gleichgewicht. Zwischen dem 40. und 50. Lebensjahr zeigen sich bereits erste Einbußen in der Haltungskontrolle im Vergleich zu jüngeren Erwachsenen. Ab dem 60. Lebensjahr erfolgt ein erheblicher Rückgang der Gleichgewichtsfähigkeit.

> Die Fähigkeit zur Haltungskontrolle verschlechtert sich bei Erwachsenen mit zunehmendem Alter. Doch auch hier gilt: Das Gleichgewicht kann in hohem Umfang trainiert werden, unabhängig vom Alter.

Die gleichgewichtsbedingten Defizite im Alter zeigen sich beispielsweise in Form längerer Reaktionszeiten in Stolpersituationen. Die Wiedererlangung des Gleichgewichtes benötigt mehr Zeit, ein Sturz kann unter Umständen nicht mehr verhindert werden. Hinzu kommt ein, verglichen mit jüngeren Erwachsenen, unsichererer Stand.

**Exkurs für Interessierte: Was hält uns im Gleichgewicht?**

Das Gleichgewicht ist ein komplexes Zusammenspiel von mehreren Sinnen. Zu dessen Aufrechterhaltung werden das Rückenmark und das Gehirn mit zahlreichen Informationen aus der Umwelt und aus unserem Körper versorgt, welche im zentralen Nervensystem verarbeitet und an die Muskeln weitergeleitet werden (zum Beispiel, um eine Reaktion auf einen Stolperreiz in Form einer Bewegung auszulösen). Im Altersverlauf verändert sich dieses Zusammenspiel auf mehreren Ebenen. Die Sinneswahrnehmung verschlechtert sich, die Informationen werden langsamer transportiert, die Muskeln reagieren weniger schnell und weniger kräftig.

Beruhigend stimmt jedoch die Tatsache, dass diese altersbedingten Verschlechterungen der Haltungskontrolle nicht einfach so hingenommen werden müssen.

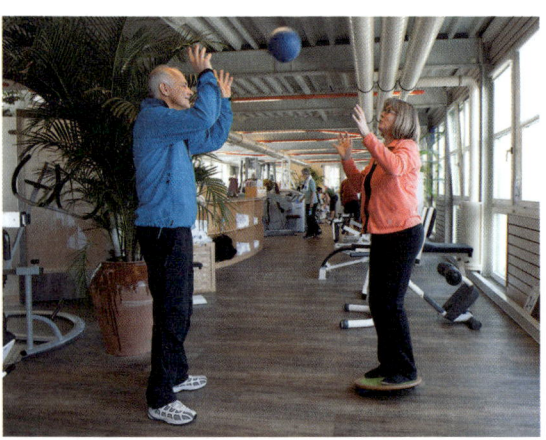

Das Gleichgewicht ist sehr gut trainierbar. Die Übungen machen viel Spaß.

18

Ergebnisse von zahlreichen wissenschaftlichen Untersuchungen belegen, dass die Haltungskontrolle auch bei älteren Personen in hohem Umfang trainiert und verbessert werden kann!

## 1. 7. Wie kann ich mein Gleichgewicht trainieren?

Auch Gleichgewichtstraining wird im Fitness- und Gesundheitscenter angeboten. Dort finden sich meist viele herausfordernde Trainingsgeräte und Bewegungsaufgaben. So findet Gleichgewichtstraining häufig auf instabilen Unterlagen statt. Beispielsweise kommen Schaumstoffmatten, Therapiekreisel oder Kippbretter zum Einsatz. So können einfache Aufgaben wie beispielsweise das Stehen gezielt erschwert werden. Über einfache Modifikationen (Augen schließen, einbeinige Ausführung etc.) kann zudem der Schwierigkeitsgrad individuell variiert werden. Gleichgewichtstraining lässt sich aber auch hervorragend in den persönlichen Alltag integrieren. Ideen dazu finden sich im Praxisteil dieses Buches. Auch hier sei darauf hingewiesen, dass vor dem Training eine Fachperson aus dem Bewegungsbereich aufgesucht werden sollte, um eine korrekte Übungsausführung sicherzustellen.

**Kraft- und Gleichgewichtstraining sollten zusammengehören wie Topf und Deckel. Untersuchungen haben gezeigt, dass die besten Ergebnisse im Hinblick auf die Kraft und das Gleichgewicht sowie in Bezug auf die Vermeidung von Stürzen dann möglich sind, wenn beides parallel trainiert wird.**

## Wo finden Sie Hilfe?

Wenn Sie vom Nutzen des Krafttrainings profitieren möchten, wenden Sie sich für eine Beratung an ausgebildete Bewegungs- und Gesundheitsfachleute. Diese finden Sie hier:

### Schweiz

www.kraeftig-altern.ch
oder unter der Telefonnummer +41 (0) 0848 893 802

### Allgemein

www.kraeftig-altern.com

## 2. Stürze – und wie wir uns vor ihnen schützen können

Im vorangegangenen Kapitel wurde bereits beschrieben, dass der Anteil älterer Menschen (65 Jahre und älter) in unserer Gesellschaft immer größer wird. Mit zunehmendem Alter nimmt auch die Wahrscheinlichkeit für Erkrankungen und Verletzungen zu. Altersbedingte Verletzungen umfassen vor allem Stürze. Jeder Dritte über 65 Jahren stürzt mindestens einmal pro Jahr. Der Bruch des Oberschenkelhalses (oft auch als Hüftfraktur bezeichnet) ist eine häufige Sturzfolge und hat oft den Verlust der Selbstständigkeit zur Folge. Die Auslöser von Stürzen sind vielfältig, die schwerwiegendsten können jedoch mit Kraft- und Gleichgewichtstraining verbessert werden. Dadurch können die Sturz-

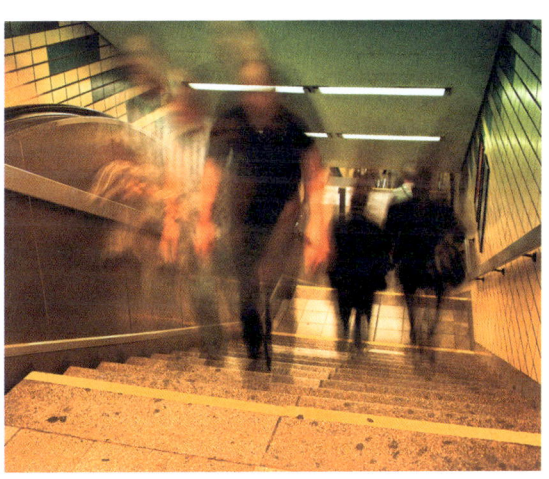

Stürze sind im Seniorenalter häufig. Die Gefahr lässt sich aber mit körperlichem Training gezielt bekämpfen.

21

gefahr im Alter und die damit einhergehende Verletzungsgefahr durch gezielte Trainingsmaßnahmen verringert werden.

## 2. 1. Wie oft wir stürzen: Zahlen und Fakten

Stürze sind häufige und folgenschwere Ereignisse für ältere Menschen. Über 50 % der Pflegeheimbewohner stürzen mindestens einmal pro Jahr. Bei den zu Hause lebenden Senioren sind es 26 %. Viele Stürze führen zu Verletzungen. Rund ein Viertel aller Knochenbrüche bei Pflegeheimbewohnern sind auf Stürze zurückzuführen. Die Hüftfraktur ist eine besonders häufige Verletzung nach einem Sturz. Mehr als die Hälfte der Betroffenen mit sturzbedingter Hüftfraktur kann nach diesem Vorfall nicht mehr ohne Hilfsmittel gehen. Damit ist die Hüftfraktur eine der wichtigsten Ursachen für den Verlust der Selbstständigkeit im Alter. Neben den körperlichen Folgen von Stürzen zerbricht nach einem Sturz oft

Nach einem Sturz geraten Betroffene oft in einen Teufelskreis, weil sie sich kaum mehr bewegen.

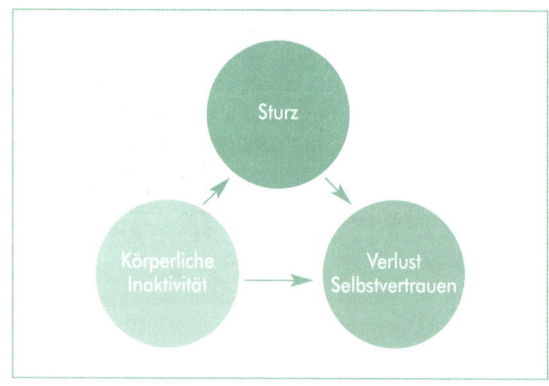

22

auch das Selbstvertrauen von älteren Menschen. Viele vermeiden anschließend körperliche Aktivität aus Angst, abermals zu stürzen. Körperliche Inaktivität stellt jedoch selbst einen Risikofaktor für Stürze dar. Daraus ergibt sich ein gefährlicher Teufelskreis.

## 2. 2. Wo lauern Gefahren und Ursachen

Für lange Zeit bestand die Meinung, dass die Sturzursachen ausschließlich auf äußere Gegebenheiten, wie zum Beispiel einen unebenen Boden oder schlecht sichtbare Stufen zurückzuführen sind. Tatsächlich aber erfolgen etwa drei Viertel aller Stürze von Senioren aufgrund von Ausrutsch- und Stolpersituationen oder auf unebenem Untergrund. Äußere Gegebenheiten können somit zwar Auslöser für Stürze sein, sind aber nicht deren Ursache. Denn wer in einer guten körperlichen Verfassung (Kraft und Gleichgewicht) ist, kann entsprechend auf ungünstige Situationen reagieren und so einen Sturz oft vermeiden. Mit anderen Worten bedeutet dies, dass die Ursache für einen Großteil aller Stürze in erster Linie eine mangelnde körperliche Verfassung ist (Defizite in der Kraft und im Gleichgewicht). Sogenannte Stolperfallen wie Teppichbrücken oder gefährliche Treppen spielen eher eine Nebenrolle, sollten aber zur Vermeidung von Stürzen natürlich trotzdem berücksichtigt und beseitigt werden.

> Für Stürze ist in erster Linie eine schlechte körperliche Verfassung verantwortlich – nicht äußere Faktoren wie z.B. „Stolperfallen". Ihr können wir etwas entgegensetzen.

23

### Exkurs für Interessierte: Risikofaktoren von Stürzen

Stürze sind meist nicht einer einzigen klaren Ursache zuzuordnen. Oft sind verschiedene Faktoren für das Zustandekommen eines Sturzes verantwortlich. Deshalb spricht man bei Stürzen von sogenannten Risikofaktoren. Dies sind Umstände unterschiedlicher Art, welche Stürze in irgendeiner Form begünstigen.

In der folgenden Tabelle sind die wichtigsten Risikofaktoren für Stürze dargestellt. Das Entscheidende vorweg: Die meisten dieser Risikofaktoren lassen sich mit einem gezielten Training wirkungsvoll verbessern.

Wenn Sie einen maximalen sturzverhindernden Effekt durch Krafttraining erzielen möchten, können Sie Ihr individuelles Sturzrisikoprofil durch eine medizinische Fachperson (Geriater, Physiotherapeut) erstellen lassen. Dabei werden Ihre persönlichen Sturzrisikofaktoren bestimmt. Anschließend kann diesen Risikofaktoren mit einem angepassten Training ganz gezielt begegnet werden.

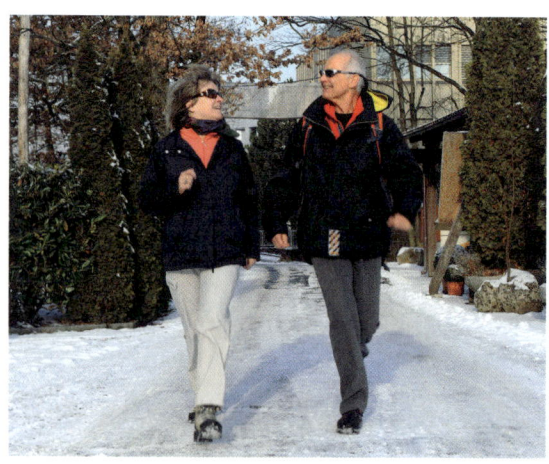

In einer guten körperlichen Verfassung kann man auch auf eisigem Untergrund sicher gehen.

| Sturzrisikofaktor | Beeinflussbar? | Training zur Verbesserung der körperlichen Leistungsfähigkeit |
|---|---|---|
| Fortgeschrittenes Alter | Nein | |
| Weibliches Geschlecht | Nein | |
| In der Vergangenheit erlittene Stürze | Nein | Kraft-, Ausdauer-, Beweglichkeits- und Gleichgewichtstraining |
| Körperliche Inaktivität | Ja | Kraft- und Gleichgewichtstraining, Tai-Chi |
| Schlechtes Gleichgewicht | Ja | Kraft- und Gleichgewichtstraining, Tai-Chi |
| Unsicherheiten beim Gehen | Ja | Gleichgewichtstraining und Tai-Chi |
| Muskelschwäche | Ja | Kraft- und Gleichgewichtstraining, Tai-Chi |
| Morbus Parkinson | Ja | Geh- und Krafttraining |
| Bluthochdruck | Ja | Ausdauertraining |
| Depressionen | Ja | Ausdauer- und Krafttraining |
| Schlechtes Schuhwerk | Ja | |
| Medikamente (z.B. Schlafmittel) | Möglicherweise | |
| Schlechtes Sehvermögen | Möglicherweise | |

## 2. 3. Stürze bekämpfen durch Training

Ein körperliches Training zur Sturzbekämpfung setzt sich vorwiegend aus Kraft- und Gleichgewichtsübungen zusammen. Zahlreiche wissenschaftliche Untersuchungen zeigen, dass die Sturzhäufigkeit bei Senioren dadurch um bis zu 50 % verringert werden kann. Dies ist nicht verwunderlich, denn ein kombiniertes Kraft- und Gleichgewichtstraining verbessert zahlreiche Sturzrisikofaktoren wie z.B. Muskelschwäche, Gleichgewichtsprobleme und Inaktivität. Überdies lässt sich nicht nur die Sturzhäufigkeit durch geeignetes Training reduzieren, sondern auch die Gefahr, sich bei einem Sturz zu verletzen. Vor allem das Risiko eines Knochenbruches können wir durch ein Krafttraining verringern. Weiteres dazu finden Sie im Kapitel 5.

**Exkurs für Interessierte:**

**Wie wirkt Krafttraining auf Stürze?**
Krafttraining wirkt der Muskelschwäche entgegen, einem zentralen Risikofaktor für Stürze. Darüber hinaus verbessert diese Trainingsform die Festigkeit der Knochen. Das bedeutet, dass der Knochen widerstandsfähiger wird und so weniger anfällig auf Brüche ist. Somit verringert sich die Verletzungsgefahr bei einem eventuellen Sturz. Eine ausführliche Beschreibung dieser Zusammenhänge finden Sie im Kapitel 5: Osteoporose und Krafttraining.

**Wie wirkt Gleichgewichtstraining?**
Gleichgewichtstraining verbessert nachweislich sowohl das Gleichgewicht selbst als auch die Kraft. Damit werden durch diese Trainingsform gleich zwei zentrale Risikofaktoren für Stürze verbessert. In wissenschaftlichen Untersuchungen kann man klar nachweisen, dass Senioren, die ihr Gleichgewicht trainieren, bedeutend weniger oft stürzen.

Ein kombiniertes Kraft- und Gleichgewichtstraining verringert sowohl Ihre Sturzhäufigkeit als auch die Gefahr, dass Sie sich bei einem eventuellen Sturz verletzen. Für ein möglichst effektives Training, sollten Sie Kraft- und Gleichgewicht parallel trainieren. Beides wird in Fitness- und Gesundheitscentern angeboten, lässt sich aber auch in den eigenen vier Wänden durchführen. Unabhängig davon sollten Sie Ihr Training, zumindest in der ersten Phase, stets von einer Bewegungsfachperson (Physio- und Sporttherapeut, zertifizierter Fitnessinstruktor) begleiten lassen.

### Wo finden Sie Hilfe?

Wenn Sie vom Nutzen des Krafttrainings profitieren möchten, wenden Sie sich für eine Beratung an ausgebildete Bewegungs- und Gesundheitsfachleute. Diese finden Sie hier:

#### Schweiz

www.kraeftig-altern.ch
oder unter der Telefonnummer +41 (0) 0848 893 802

#### Allgemein

www.kraeftig-altern.com

# 3. Stoffwechsel und Krafttraining

Verschiedene alters- und lebensstilbedingte Veränderungen des Körpers können zu Stoffwechselerkrankungen führen. Typ-2-Diabetes und seine Vorstufen treten bei Senioren besonders häufig auf. Mit einem gezielten Krafttraining lassen sich gleich mehrere Einflussfaktoren für diese Erkrankung verbessern. So kann sowohl das Auftreten einer Stoffwechselerkrankung verhindert als auch eine bereits vorhandene Erkrankung wirkungsvoll behandelt werden, sofern sie denn bereits vorhanden ist.

## 3. 1. Weniger Muskeln, mehr Fett, gleiches Gewicht

Wie im ersten Kapitel dieses Buches bereits beschrieben wurde, verringert sich die Muskelmasse im Alter. Somit reduziert sich auch der Anteil der Muskulatur am Gesamtkörpergewicht. Genau umgekehrt verhält es sich mit dem Anteil von Fett. Mit zunehmendem Alter wird der Fettanteil des Körpers größer. Ganz allgemein haben Frauen genetisch bedingt einen höheren Fettanteil als Männer. Bei jungen Männern beträgt der Fettanteil knapp 20 %, bei Frauen knapp 30 %. Bei über 65-Jährigen beträgt dieser Wert bei beiden Geschlechtern rund 10 % mehr. Weil sich aber gleichzeitig die Muskelmasse verringert, bleibt das Körpergewicht nahezu unverändert. Wer also denkt, dass die Körperzusammensetzung gleich bleibt, nur weil die Waage dasselbe Gewicht anzeigt, irrt sich. Neben der Zunahme von Körperfett findet zusätzlich eine Umverteilung statt. Das zusätzliche Fett sammelt sich vorwiegend im Bauchraum an. Dieses Bauchfett hat die ungünstige Eigenschaft, dass es in den Hormonhaushalt eingreift und das lebenswichtige innere Organe verfetten. Als Folge werden Erkrankungen wie Diabetes Typ-2-Diabetes (früher auch Altersdiabetes genannt) und weitere Stoffwechselerkrankungen begünstigt.

## 3. 2. Insulin, Übergewicht und Diabetes

Insulin ist ein Hormon mit einer ganz zentralen Aufgabe im menschlichen Körper. Es sorgt dafür, dass über das Essen zugeführte Energie (Zucker) vom Körper verwertet werden kann. Ohne Insulin wäre es also möglich, dass wir verhungern, auch wenn wir pausenlos essen. Insulin ist deshalb lebenswichtig.

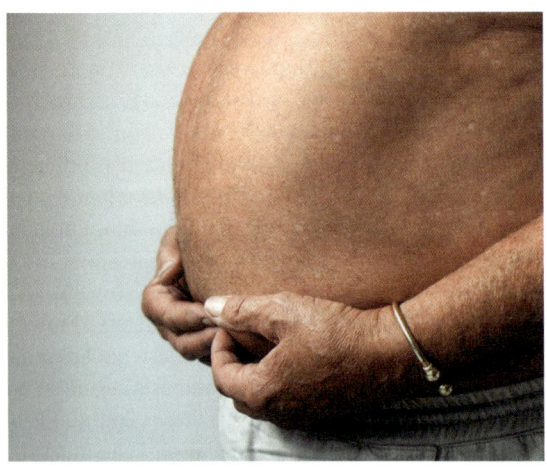

Mit zunehmendem Alter nimmt die Fettmasse zu und die Muskelmasse ab, vor allem rund um den Bauch.

30

Durch übermäßiges Bauchfett bei Übergewicht werden Stoffe im Körper freigesetzt, welche die sogenannte Insulinresistenz begünstigen. Das bedeutet, dass der Körper zunehmend unempfindlich für Insulin wird. In der Folge produziert der Körper immer mehr Insulin, wird aber gleichzeitig immer unempfindlicher dagegen. Dies führt dazu, dass der Insulinbedarf irgendwann durch die körpereigene Produktion nicht mehr gedeckt werden kann. Diese Erkrankung nennt man Typ-2-Diabetes. Sie war früher unter dem Begriff Altersdiabetes bekannt, weil vor allem ältere Menschen daran erkrankten. Aktuell findet dieser Begriff keine Verwendung mehr. In der heutigen Zeit sind auch Kinder und Jugendliche aufgrund von zunehmendem Übergewicht von dieser Krankheit betroffen. Daher wäre der Begriff Altersdiabetes missverständlich.

## 3. 3. Die Rolle der Muskulatur

Die Muskulatur ist der Hauptverbraucher von Energie im menschlichen Körper. Insulin sorgt dafür, dass Zucker aus dem Blut in die Muskeln gelangt und dort als Energielieferant bereitsteht. Wie bereits beschrieben, verändert sich die Muskulatur im Altersverlauf. Unter anderem hat dies Auswirkungen auf die Empfindlichkeit der Muskeln für Insulin. Mit zunehmendem Alter braucht die Muskulatur also immer mehr Insulin, um Zucker als Energielieferant aufnehmen zu können. Auch dies ist eine Form von Insulinresistenz. Es ist allerdings nicht geklärt, ob dies ein reiner Alterungsprozess ist. Denkbar wäre auch, dass dieser Empfindlichkeitsverlust auf die zunehmende körperliche Inaktivität im Alter zurückzuführen ist. Umgekehrt weiß man allerdings, dass die Insulinresistenz durch körperliche Aktivität verbessert werden kann.

## 3. 4. Was kann Krafttraining leisten?

Krafttraining wird therapeutisch zur Vorbeugung und Behandlung von Stoffwechselerkrankungen eingesetzt. Dabei wirkt Krafttraining auf mehrere Einflussfaktoren. So reduziert es z.B. das gefährliche Bauchfett bei Senioren beiderlei Geschlechts. Allgemein führt Krafttraining zu einer Zunahme an Muskel- und einer Abnahme an Fettmasse. Auch die Insulinempfindlichkeit lässt sich durch Krafttraining verbessern, je nach Quelle sogar um bis zu 50%. Selbst bei der Behandlung von Diabetes wirkt Krafttraining und zwar, wie Studien zeigen, ebenso gut wie Medikamente. Außer-

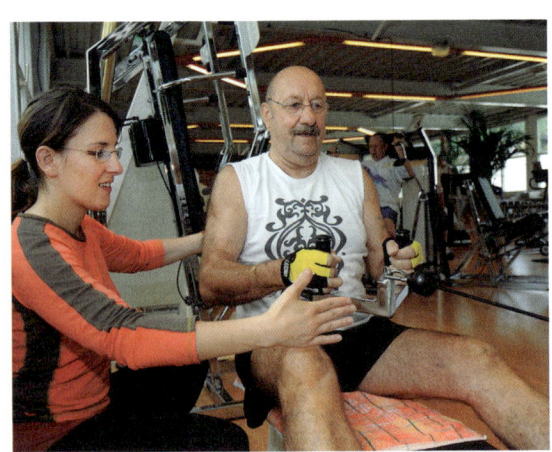

Krafttraining verbessert den Stoffwechsel und hat viele weitere gesunde Effekte.

32

dem ist es möglich, mittels Krafttraining Stoffwechsel-erkrankungen vorzubeugen. Neuen Erkenntnissen zufolge wirkt Krafttraining in Bezug auf die Vorbeugung und Behandlung von Stoffwechselerkrankungen sogar besser als Ausdauertraining.

**Krafttraining ist demnach eine sichere und einfache Form, um den altersbedingten Veränderungen des Körpers entgegenzuwirken und um Stoffwechseler-krankungen vorzubeugen. Ihre Kraft können Sie am wirkungsvollsten in einem Fitness- und Gesund-heitscenter trainieren, aber auch zu Hause kann Krafttraining durchgeführt werden. Ideen zu Kraft-übungen finden Sie im Praxisteil dieses Buches. Weitere Informationen zum Krafttraining erhalten Sie im ersten Kapitel.**

### Wo finden Sie Hilfe?

Wenn Sie vom Nutzen des Krafttrainings profitieren möchten, wenden Sie sich für eine Beratung an ausgebildete Bewegungs- und Gesundheitsfachleute. Diese finden Sie hier:

### Schweiz

www.kraeftig-altern.ch
oder unter der Telefonnummer +41 (0) 0848 893 802

### Allgemein

www.kraeftig-altern.com

# 4. Gelenke und Krafttraining

Gelenkprobleme äußern sich häufig in Verletzungen der Knorpelschicht. Der Knorpel ist ein elastisches und zugleich widerstandsfähiges Gewebe, das die Gelenkflächen auskleidet. Die Beschaffenheit des Knorpels verändert sich im Altersverlauf, der Knorpel verliert an Widerstandsfähigkeit. Zudem nimmt die Muskelkraft, welche für die Gelenkstabilität verantwortlich ist, mit zunehmendem Alter ab. Dadurch ist der Gelenkknorpel höheren und anatomisch ungünstig wirkenden Kräften ausgesetzt. Dies hat zur Folge, dass der Knorpel anfälliger für Verletzungen wird. Das Heilungsvermögen von Knorpelgewebe ist vom Erwachsenenalter an eingeschränkt. Oft muss ein von Arthrose befallenes Gelenk (z.B. das Hüftgelenk) im weiteren Verlauf durch ein künstliches Gelenk ersetzt werden.

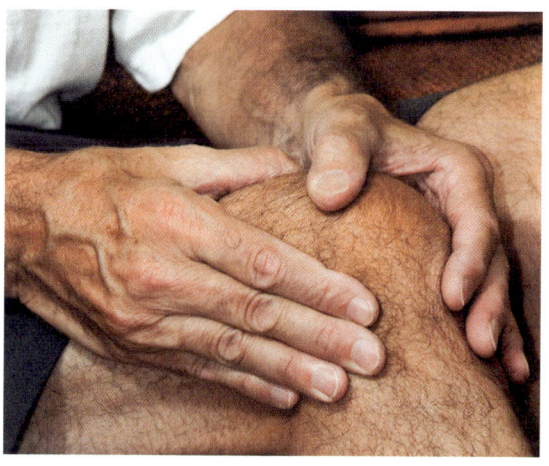

Schmerzen zu Beginn einer Bewegung können auf einen Knorpelschaden hindeuten.

35

Durch Krafttraining kann Gelenkbeschwerden vorgebeugt werden oder es können bereits vorhandene Gelenkserkrankungen erfolgreich therapiert werden.

## 4. 1. Was halten meine Gelenke aus? Was schadet? Was hilft?

Lange Zeit kursierte die Meinung, dass Knorpelschäden durch übermäßige sportliche Belastungen zustande kommen. Dies ist so nicht ganz richtig. Ein gesunder Knorpel ist widerstandsfähig und kann korrekt ausgeführte sportliche Bewegungen und die dabei entstehenden Belastungen gut kompensieren. Nur wenn der Gelenkknorpel bereits beeinträchtigt ist – oder bei mangelhafter Gelenksstabilität –, können Schäden auftreten. Die Qualität der Bewegungsausführung ist also sehr wichtig, deshalb ist es empfehlenswert, auch ein Krafttraining unter Betreuung einer Fachperson durchzuführen.

## 4. 2. Was ist Knorpel und was eine Arthrose?

Im menschlichen Körper gibt es verschiedene Arten von Knorpelgewebe mit unterschiedlichen Aufgaben. In den Gelenken überzieht eine Knorpelschicht die Knochenenden, die das Gelenk bilden. Diese Knorpelschicht absorbiert rund 90 % der Stöße, die auf das Gelenk einwirken (z.B. beim Gehen oder Laufen) und schützt damit das Gelenk vor Verletzungen. Außerdem ermöglicht der Knorpel eine geschmeidige Gelenkbewegung. Ist die Knorpelschicht beschädigt oder fehlt sie ganz, spricht man von einer Arthrose. Eine Arthrose verursacht Schmerzen im Gelenk, insbesondere bei Bewegungsbeginn (z.B. beim Aufstehen am Morgen). Hier spricht man von so genannten Anlaufschmerzen.

## 4. 3. Was verändert sich im Alter?

Mit steigendem Alter nehmen die Muskelmasse und damit die Kraft ab. Die Muskulatur hat unter anderem die Funktion, die Gelenke unseres Körpers zu stabilisieren. Sie puffert auftretende Kräfte ab und führt das Gelenk in der anatomisch vorgesehenen Bewegungsachse. Dies entlastet den Gelenkknorpel und beugt Verletzungen vor. Parallel zum Kraftverlust verlieren wir auch diese entlastende Funktion zunehmend im

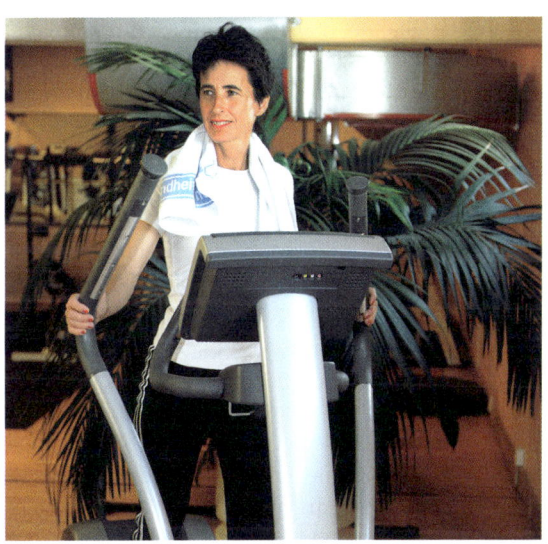

Ein Aufwärmtraining kommt immer **vor** der Kraftbelastung und soll mindestens 5–10 Minuten dauern. Entsprechende Geräte dafür finden Sie in Fitness- und Gesundheitscentern.

höheren Alter. Zudem verändert sich die Zusammensetzung des Knorpels im Altersverlauf. Dies führt dazu, dass der Knorpel auftretende Stöße weniger gut abfedern kann und dadurch zunehmend verschleißt. Im Gegensatz zu den meisten anderen Körpergeweben (z.B. der Muskulatur) heilt Knorpelgewebe sehr langsam, erneuert sich also kaum.

Mit zunehmendem Alter gerät unser Gelenkknorpel in Gefahr. Zum einen verlieren wir körperliche Schutzmechanismen. Zum anderen verringert sich die Widerstandsfähigkeit des Knorpels.

### Exkurs für Interessierte: So puffert Gelenkknorpel Kräfte ab

Ein gesunder Gelenkknorpel hat einen einzigartigen Mechanismus, Lasten zu verarbeiten. In das Knorpelgewebe wird Flüssigkeit hinein- und hinausgeschleust, um es so an die jeweilige Belastungssituation anzupassen. Der Knorpel wechselt so quasi automatisch seine Konsistenz von steif zu elastisch, je nach Anforderung. Durch diese Flüssigkeitsverschiebung im Knorpelgewebe werden sowohl Stöße als auch Vibrationen abgefedert. Weiterhin wird die Gleitfähigkeit an der Knorpeloberfläche sichergestellt. Diese Funktionen verschlechtern sich im Alter.

## 4. 4. Krafttraining hilft bei Gelenkserkrankungen

Arthrosepatienten neigen häufig dazu, sich aufgrund der krankheitsbedingten Schmerzen weniger zu bewegen. Als Folge der fehlenden Aktivität verringert sich die Muskelmasse zusätzlich. Dies wiederum bewirkt, dass das Gelenk instabiler wird, was eine Verschlimmerung der Beschwerden nach sich zieht – man gerät in einen Teufelskreis.

Mit Krafttraining soll die schmerzbedingte Inaktivität überwunden und der beschriebene Teufelskreis durchbrochen werden. Ein moderates Krafttraining kann dafür ein gutes Mittel sein, muss aber gegebenenfalls von entzündungshemmenden Maßnahmen (kühle Dusche, kühlende Salben/Gele, leichte Kompressionsverbände) unterstützt werden. Vor dem Beginn eines Krafttrainings sollte ein Physiotherapeut oder Arzt Ihre Krafttrainingsfähigkeit attestieren. Dabei werden eventuelle Gelenkachsenfehler, Muskelungleichgewichte oder koordinative Einschränkungen erfasst und eventuelle Bewegungseinschränkungen mit Ihnen besprochen.

## 4. 5. Krafttraining mit künstlichen Gelenken

Die Möglichkeit, ein in seiner Funktion eingeschränktes Gelenk durch ein künstliches Gelenk zu ersetzen, wird heute immer häufiger genutzt. Im Vorfeld der Operation schonen sich viele Patienten aufgrund der Schmerzen über viele Jahre hinweg. Sie verlieren dadurch, wie bereits dargestellt, einen Teil Ihrer Muskelmasse. Nach dem Einsetzen eines künstlichen Gelenkes ist zwar der Knorpeldefekt behoben, aber nicht das mangelnde Kraftniveau, das unter anderem auch für den Knorpelschaden verantwortlich war. Ein angepasstes Krafttraining kann die Muskulatur um das Gelenk stärken und trägt damit neben einer verbesserten Gesundheit auch zur längeren Lebensdauer eines künstlichen Gelenkes bei.

Das Einsetzen eines künstlichen Gelenkes beseitigt zwar das Problem des Knorpelschadens. Eines der zugrunde liegenden Probleme, nämlich ein mangelndes Kraftniveau, wird damit aber nicht behoben. Dies ist mit einem Krafttraining möglich.

Mit einem richtig durchgeführten Krafttraining können Sie Ihre Gelenke vor Arthrose schützen. Sollte eines Ihrer Gelenke bereits von Arthrose betroffen sein, können Sie mit einem entsprechenden Krafttraining das Fortschreiten der Erkrankung verlangsamen oder gar aufhalten. Selbst nach dem Ersatz eines Gelenkes durch ein künstliches Gelenk sind Sie mittels Krafttraining in der Lage, Ihre Gelenke zu stabilisieren und die Lebensdauer der künstlichen Gelenke erhöhen.

## Tipps zum Schutze der Gelenke beim Krafttraining:

### 1. „Wer rastet, der rostet"

Muskeln, Gelenke und Knochen verkümmern, wenn sie nicht gebraucht werden. So schnell, wie sich der Körper bei richtiger Durchführung an eine Belastung gewöhnt, so schnell gewöhnt er sich auch ans Nichtstun. Starke Muskeln bewahren das Knochengerüst vor Fehlbelastung, Gelenkschmerzen sowie Rückenproblemen.

### 2. Nicht übertreiben!

Treten bei oder nach Belastung Gelenkbeschwerden auf, sollten Umfang und Intensität der Belastung reduziert werden. Bei bleibenden Schmerzen, Schwächegefühl, eingeschränkter Beweglichkeit oder gar bei einer Gelenkschwellung ist ein Arzt zu kontaktieren.

### 3. Wärmeanwendung

Vor einem Training können stark zu belastende Gelenke mit Wärmeanwendungen, z.B. mit Salben oder Bandagen, vorbereitet werden. Dies führt zur Entspannung von Muskeln und Gelenken und erhöht die Belastungsgrenze des Gewebes.

### 4. Gutes Aufwärmtraining vor der Kraftbelastung

5 bis 10 Minuten sollten mindestens mit Aufwärmübungen verbracht werden. Bewegen Sie dabei Ihre großen Gelenke (Schulter, Hüfte, Knie, Fuß) über den gesamten Bewegungsumfang.

### 5. Kühlen und Kompression nach der Kraftbelastung

Nach dem Training können möglichen Reizzuständen des Bewegungsapparates mittels Kälteanwendung (Cold Pack, Eis, kühle Dusche, kühlende Salben/Gele, Verbände mit ätherischen Ölen) und leichten Kompressionsverbänden vorgebeugt werden.

### Wo finden Sie Hilfe?

Wenn Sie vom Nutzen des Krafttrainings profitieren möchten, wenden Sie sich für eine Beratung an ausgebildete Bewegungs- und Gesundheitsfachleute. Diese finden Sie hier:

#### Schweiz

www.kraeftig-altern.ch
oder unter der Telefonnummer +41 (0) 0848 893 802

#### Allgemein

www.kraeftig-altern.com

# 5. Krafttraining für die Knochen

Mit zunehmendem Alter verschlechtert sich unsere Knochenqualität. Aufgrund dessen sind unsere Knochen anfälliger für Knochenbrüche. So können bereits verhältnismäßig geringe Belastungen, zum Beispiel bei Stürzen, zu Knochenbrüchen führen. Mit einem dosierten Krafttraining können Sie Ihre Knochen vor einem übermäßigen Abbau bewahren. Krafttraining wirkt auch in höchstem Alter knochenaufbauend und hilft so, Ihre Knochen zu schützen.

> Der Knochenbruch des Oberschenkelhalses bei Senioren wird oft zusammen mit einem Sturz beobachtet. In vielen Fällen ist allerdings nicht klar, ob der Sturz zu dem Bruch geführt hat oder ob der Bruch zum Sturz geführt hat.

## 5. 1. Was ist Osteoporose?

Die Osteoporose ist die häufigste Knochenerkrankung im höheren Lebensalter. Diese Krankheit wird auch als Knochenschwund bezeichnet und beinhaltet eine Verringerung der Knochendichte. Durch die abnehmende Dichte wird der Knochen instabil und bricht leichter. Rund 80 % aller Osteoporoseerkrankungen betreffen Frauen nach der Menopause (Wechseljahre).
Osteoporotische Frakturen betreffen v.a. die Wirbelkörper der Wirbelsäule, die hüftnahen Enden des Oberschenkelknochens und die handnahen Unterarmknochen.

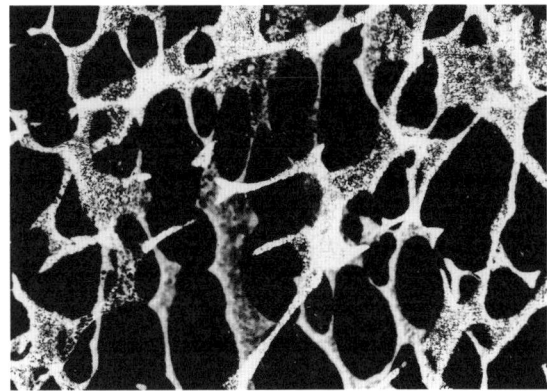

So sieht die Knochenstruktur unter dem Mikroskop aus. Im Verlauf des Alterns verringert sich die Knochendichte.

Anfänglich wird eine vorhandene Osteoporose meist nicht bemerkt, weil sie schleichend voranschreitet und keine Beschwerden verursacht. Ein Knochenbruch ohne übermäßige Belastung ist oft das erste erkennbare Zeichen. Im nachfolgenden Kasten ist dargestellt, wer sich auf das Vorliegen einer Osteoporose untersuchen lassen sollte.

**Wann sollten Sie sich einer Osteoporoseuntersuchung unterziehen?**

a) Wenn Sie älter als 70 Jahre alt sind. Frauen haben bereits nach der Menopause (Wechseljahre) ein erhöhtes Risiko.

b) Wenn Sie bereits Knochenbrüche nach einer Belastung erlitten haben, die bei einem gesunden Knochen nicht zu einem Bruch geführt hätten.

c) Wenn ein Verwandter ersten Grades (Eltern) von Osteoporose betroffen ist.

d) Wenn Sie ein geringes Körpergewicht (BMI $< 20$ kg/m²)** haben

**Erklärung zum BMI
Der BMI (Body Maß Index) ist eine Maßzahl, zur Beurteilung des Körpergewichts im Verhältnis zur Körpergröße. Die Formel ist nur eine Faustregel und gibt keine Auskunft über die Körperzusammensetzung (Fettanteil, Muskelanteil etc.). Der BMI wird berechnet aus dem Körpergewicht dividiert durch die Körpergröße in Meter zum Quadrat.
BMI = Körpergewicht/(Körpergröße in m)²
Bei einer Körpergröße von 1,70 m und einem Gewicht von 65 kg hat man nach obiger Formel einen BMI von 22,5 kg/m². Optimale Werte liegen zwischen 20 und 25 kg/m².

## 5. 2. Weshalb unsere Knochen Substanz verlieren

Unsere Knochen passen sich, ähnlich wie unsere Muskulatur, den Anforderungen an, die an sie gestellt werden. Die aktuelle Knochenfestigkeit und Knochendichte wird durch zwei Einflussgrößen bestimmt. Einerseits durch den Knochenaufbau während der Pubertät und dem frühen Erwachsenenalter (bis ca. 30. Lebensjahr). Andererseits durch das Ausmaß des darauf folgenden Abbauprozesses.

Die Knochen bestehen aus einem schwammartigen Gerüst. Je dichter dieses Gerüst gebaut ist, desto widerstandsfähiger ist ein Knochen. Die Dichte der Knochen nimmt allgemein in den ersten 20–30 Lebensjahren zu. Diese Zunahme wird durch körperliche Belastungen (z.B. Hüpf- und Sprungbelastungen) und durch eine kalzium- und vitaminreiche Ernährung zusätzlich gesteigert. Nach dem 30. Altersjahr nimmt die Knochendichte langsam wieder ab, bei körperlicher Inaktivität erfolgt die Abnahme beschleunigt. Die Knochendichte kann über mechanische Belastungen, wie sie zum Beispiel im Krafttraining vorkommen, in jedem Alter positiv beeinflusst werden. Denn unser Körper baut Knochensubstanz v.a. an denjenigen Stellen auf, die vermehrt belastet werden. Mit anderen Worten, das Knochenwachstum wird durch die maximale Verformung des Knochens bestimmt. Diese Verformungen werden durch kurzzeitig auftretende Maximalkräfte bewirkt. Fehlt hingegen eine regelmäßige Belastung, so verdünnt der Knochen und bricht als Folge leichter.

Neben körperlicher Inaktivität sind zunehmendes Alter, Alkoholkonsum, Rauchen und Fehlernährungen für den Knochenabbau verantwortlich.

**Exkurs für Interessierte: Warum vor allem ältere Frauen von Osteoporose betroffen sind:**

Ältere Frauen (ab 50 Jahren) sind überdurchschnittlich oft von Osteoporose betroffen. Das durchschnittliche Risiko, eine osteoporotische Fraktur zu erleiden, beträgt für 50-jährige Frauen über 50%, bei gleichalterigen Männern nur rund 20 %. Dieses Ungleichgewicht zwischen den Geschlechtern ist bei älteren Frauen auf einen Mangel des weiblichen Geschlechtshormones Östrogen zurückzuführen. Denn Östrogen hat unter anderem die Aufgabe, den Knochenabbau zu verlangsamen. Der Östrogenspiegel der Frau sinkt nach der Menopause (Wechseljahre) deutlich ab. Als Folge verringert sich auch die Knochendichte.

## 5. 3. Starke Muskeln gleich starke Knochen

In wissenschaftlichen Untersuchungen hat sich herausgestellt, dass die vorhandene Muskelmasse bei älteren Menschen eine enge Beziehung zur Knochendichte hat. Das bedeutet, dass bei Senioren mit einer geringen Muskelmasse auch eine geringe Knochendichte festgestellt wurde. Dies ist nicht weiter erstaunlich, da der Knochen wie die Muskulatur auf Belastung reagiert und sich entsprechend anpasst. Muskelanspannungen, wie sie beim Laufen, Springen oder Krafttraining auftreten, belasten die Knochen am stärksten. Diese Belastungen können das Acht- bis Zehnfache des Körpergewichts ausmachen und wirken somit ganz direkt knochenaufbauend. Man kann deshalb davon ausgehen, dass sich Senioren mit geringer Knochendichte und geringer Muskelmasse in der Vergangenheit weniger bewegt haben als Senioren mit guter Knochengesundheit und kräftiger Muskulatur. Wenn Sie sich also regelmäßig bewegen, können Sie sowohl Ihre Muskeln als auch Ihre Knochen vor einem übermäßigen Abbau bewahren und sich somit eine lange Selbstständigkeit sichern.

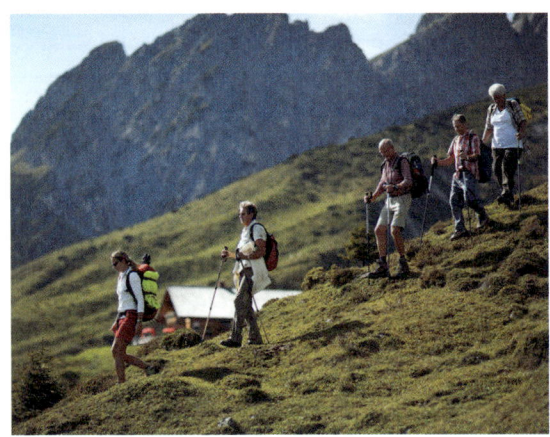

Zug- und Druckbelastungen auf den Knochen wirken Knochenaufbauend.

48

## 5. 4. Die Wirkung von Krafttraining

Die Knochendichte ist durch den eigenen Lebensstil erheblich beeinflussbar. Alle Bewegungen, welche Zug- und Druckbelastungen am Knochen erzeugen, sind knochenaufbauend. Dazu gehören auch diverse Alltagsaktivitäten. Besonders wirksam sind solche, die gegen die Schwerkraft gerichtet sind wie Treppensteigen, Gehen, Jogging, Tanzen, Wandern und dosiertes Lastentragen. Sportarten mit Gewichtsbelastung wie zum Beispiel Krafttraining sind zur Erhöhung der Knochendichte am besten geeignet, weil durch verstärkten Muskelzug der Knochen verformt wird (aufbauender Reiz). Zahlreiche wissenschaftliche Studien bestätigen diesen knochenaufbauenden Effekt von Krafttraining bei älteren Menschen. Bei älteren Frauen ist er sogar häufig etwa so hoch wie der einer Hormonersatztherapie. Die Hormonersatztherapie ist eine viel angewendete medikamentöse Behandlung der Osteoporose bei älteren Frauen. Im Vergleich dazu sind beim Krafttraining keine negativen Nebenwirkungen zu erwarten.

**Empfehlung von Experten:** Zur Verhinderung und Therapie der Osteoporose sollten Sie sich regelmäßig bewegen und Ihre Muskelkraft wenn möglich steigern. Krafttraining ist das ideale Mittel dazu. Vermeiden Sie um jeden Preis eine körperliche Inaktivität.

## Wo finden Sie Hilfe?

Wenn Sie vom Nutzen des Krafttrainings profitieren möchten, wenden Sie sich für eine Beratung an ausgebildete Bewegungs- und Gesundheitsfachleute. Diese finden Sie hier:

### Schweiz

www.kraeftig-altern.ch
oder unter der Telefonnummer +41 (0) 0848 893 802

### Allgemein

www.kraeftig-altern.com

# 6. Krafttraining und Depressionen

Depressionen zählen bei älteren Menschen zu den fünf schwerwiegendsten Gesundheitsproblemen. Unter einer Depression versteht man vereinfacht gesagt einen Zustand psychischer Niedergeschlagenheit. Zur Behandlung dieser Erkrankung gibt es unterschiedliche Ansätze. Neben der medikamentösen Therapie hat sportliche Aktivität als Maßnahme ein enormes Potential gezeigt. Wissenschaftliche Studien belegen eindrucksvoll, dass Krafttraining bei depressiven Senioren zu einer Verbesserung der Krankheit und Linderung der Symptome führt. Auch in der Vorbeugung von Depressionen scheint Krafttraining wirkungsvoll zu sein, indem es auch bei gesunden Senioren einen Stimmungsanstieg bewirkt. Krafttraining trägt so zu einem umfassenden körperlichen und psychischen Wohlbefinden im höheren Alter bei.

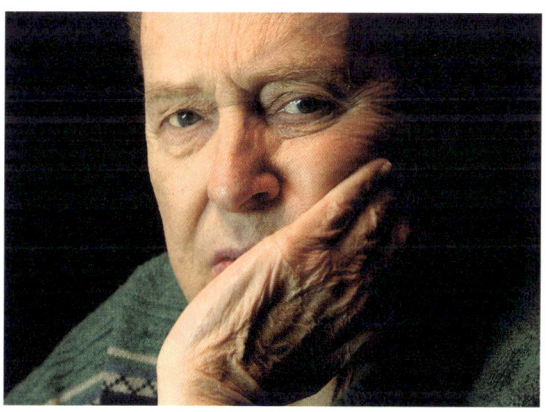

Depressionen sind unter Senioren weit verbreitet. Mit körperlicher Aktivität können Sie die schlechte Stimmung wirkungsvoll bekämpfen.

51

## 6. 1. Senioren und Depressionen

Menschen über 65 Jahre haben ein erhöhtes Risiko, eine Depression zu entwickeln. Je nach geografischer Region bewegt sich der Anteil an unter Depressionen leidenden Senioren zwischen 10% und 30%. Der geschätzte Anteil in der Weltbevölkerung beträgt hingegen lediglich 5%. Frauen sind dabei deutlich häufiger betroffen als Männer. Ein besonders tragischer Ausgang einer Depression ist der Suizid (Selbstmord). Auch hierzu existieren Zahlen für über 65-jährige, die aufhorchen lassen. Denn diese Altersgruppe hat eine nahezu doppelt so hohe Selbstmordrate im Vergleich zu jüngeren Altersgruppen.

## 6. 2. Wie äußern sich Depressionen?

Die Anzeichen (Symptome) einer Depression sind individuell sehr unterschiedlich. Die Hauptmerkmale sind ein verminderter Antrieb, das Gefühl einer inneren Leere sowie die Unfähigkeit, Freude zu empfinden. Eine Depression kann sich aber auch körperlich durch Kopfschmerzen, Appetit- bzw. Verdauungsprobleme, Nacken- und Rückenschmerzen bemerkbar machen. Phasen der Niedergeschlagenheit erleben wir alle, was auch ganz normal und nicht weiter besorgniserregend ist. Eine Depression ist jedoch mehr als eine vorübergehende Stimmungsschwankung. Es ist eine überaus belastende Krankheit, die für die Betroffenen mit einem sehr hohen Leidensdruck verbunden ist.

## 6. 3. Ursachen von Depressionen

Die Ursachen von Depressionen sind sehr komplex. Man geht davon aus, dass beim Zustandekommen einer Depression verschiedene Ursachen zusammenspielen. Beim älteren Menschen sind vermutlich altersspezifische psychische Belastungen beteiligt. Oft besteht eine eingeschränkte Körperfunktion und Leistungsfähigkeit aufgrund chronischer Krankheiten (z.B. Diabetes, Arthrose, Osteoporose). Dies gilt als zentraler Risikofaktor für Depressionen im höheren Alter und kann mit Krafttraining, wie in Kapitel 1 beschrieben, maßgeblich verbessert werden. Verluste im Freundeskreis und im familiären Umfeld sowie die Pensionierung können weitere Belastungen darstellen. Allgemein spielen auch die genetische Veranlagung und die Verarbeitung von Lebensereignissen eine Rolle.

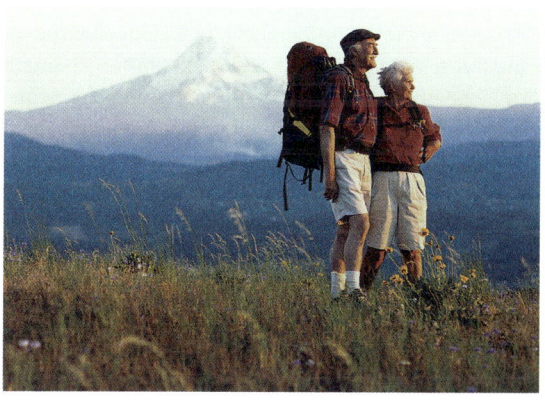

Bewegung macht Spaß und ist eine wirksame Therapie gegen Depressionen. Probieren Sie es aus.

## 6. 4. Krafttraining und Depressionen – Die Fakten

Lange Zeit wurde vorwiegend der Einfluss von Ausdauertraining auf die Depressionserkrankung untersucht. In einem neuen Ansatz geht man davon aus, dass zunehmende körperliche Einschränkungen für das Entstehen von Depressionen bei Senioren verantwortlich sind. Diesen körperlichen Einschränkungen kann mit einem Kraft- und Gleichgewichtstraining entschieden entgegengewirkt werden, was in Kapitel 1 ausführlich dargestellt wurde. So ist es nahe liegend, den Einfluss von Krafttraining auf die Depression direkt zu betrachten. Viele Details bleiben trotz zahlreicher Untersuchungen noch unklar. Gesichert ist, dass körperliche Bewegung ähnlich positiv auf Depressionen wirkt wie Psychotherapie und medikamentöse Therapien (Antidepressiva). Die medikamentöse Behandlung von Depressionen ist jedoch im Seniorenalter mit ungünstigen Nebenwirkungen verbunden. Denn antidepressiv wirkende Medikamente erhöhen das Sturzrisiko deutlich (vgl. dazu Kapitel 2). Deshalb und aufgrund der vielen weiteren positiven gesundheitlichen Effekte (vgl. Kapitel 1–6) stimmen die Therapiemöglichkeiten mittels Krafttraining umso erfreulicher.

Krafttraining bewirkt bei depressiven Senioren einen Stimmungsanstieg und verursacht eine Linderung der depressiven Symptome. Dabei ist das Krafttraining ähnlich effektiv wie Ausdauertraining. Doch nicht nur bei bereits an Depressionen erkrankten Senioren hat Krafttraining einen positiven Einfluss, sondern auch bei Gesunden. Somit bietet sich ein Krafttraining auch an, um depressive Erkrankungen gar nicht erst entstehen zu lassen.

**Krafttraining beeinflusst Ihre Gemütslage, es macht glücklich. Mit dem Alter erhöht sich das Risiko für Depressionen. Schützen Sie sich davor, indem Sie körperlich aktiv sind. Wissenschaftliche Untersuchungen beweisen, dass Training wirkungsvoll ist. Selbst wenn Sie an einer Depression erkrankt sind, können Sie mit Krafttraining den Krankheitsverlauf günstig beeinflussen und die quälenden Begleiterscheinungen abschwächen.**

### Exkurs für Interessierte: Was verändert sich beim Krafttraining

Die genauen Mechanismen, weshalb Krafttraining eine stimmungsaufhellende Wirkung hat, sind noch weitestgehend unverstanden. Bekannt ist, dass der Effekt auf unterschiedlichen Ebenen wirkt. Grob lassen sich körperliche, psychische und soziale Faktoren unterscheiden. Zu den körperlichen Veränderungen durch Krafttraining, die einen Einfluss auf die Stimmung haben können, gehört der Anstieg verschiedener Aktivierungs- und Glückshormone. Psychologen sehen die Ursachen für den Depressionsabbau durch Krafttraining in einer gesteigerten Selbstwirksamkeit (die Erwartung, aufgrund von eigenem Können Handlungen erfolgreich auszuführen), vermehrter sozialer Unterstützung, einem gesteigerten Wohlbefinden und einer erhöhten Lebensqualität. Soziale Faktoren scheinen in Bezug auf Depressionen eine eher untergeordnete Rolle zu spielen. Vermutlich ist der zwischenmenschliche Kontakt, wie beispielsweise bei Gruppentrainings vorhanden, für Frauen wichtiger als für Männer. Deshalb scheinen Gruppentrainings für Frauen besonders geeignet zu sein.

## Wo finden Sie Hilfe?

Wenn Sie vom Nutzen des Krafttrainings profitieren möchten, wenden Sie sich für eine Beratung an ausgebildete Bewegungs- und Gesundheitsfachleute. Diese finden Sie hier:

### Schweiz

www.kraeftig-altern.ch
oder unter der Telefonnummer +41 (0) 0848 893 802

### Allgemein

www.kraeftig-altern.com

# 7. Motivation für das Krafttraining

Eine Förderung der Gesundheit durch körperliche Aktivität entsteht nur dann, wenn ein Training über längere Zeit durchgeführt wird. Genau hier, also bei der regelmässigen Durchführung über eine längere Zeit ist leider oft der Knackpunkt. Denn vielen fällt es schwer, sich über einen längeren Zeitraum für ein Training zu motivieren. Hier erfahren Sie, was Sie beachten sollen, um ihre Motivation möglichst lange hoch zu halten und welche Faktoren ihre Motivation beeinflussen.

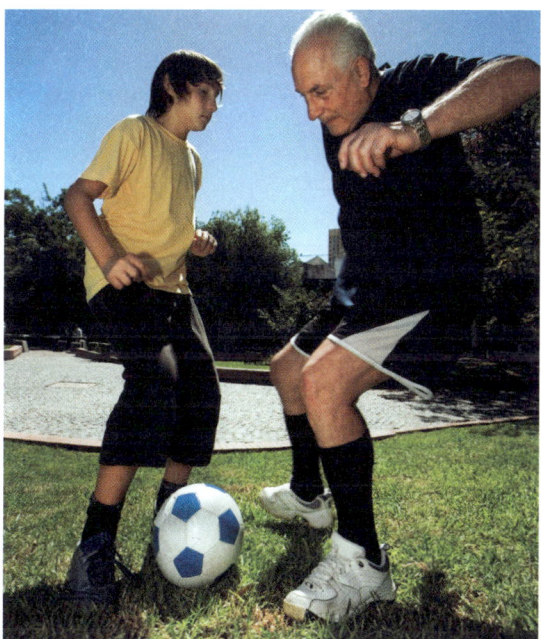

Die Freude an der Bewegung ist das meistgenannte Motiv für körperliche Aktivität bei älteren Menschen. Dicht gefolgt vom Gesundheitsmotiv, also der Erwartung, über die Bewegung die Gesundheit zu verbessern.

57

## 7. 1. Was ist Motivation überhaupt?

Ganz allgemein wird unter dem Begriff Motivation das Bestreben verstanden, ein bestimmtes Ziel zu erreichen. Wir werden dabei von verschieden Faktoren geleitet und angetrieben. Im jüngeren Alter animiert uns oft das Vollbringen von außerordentlichen Leistungen zum Sporttreiben. Dies wird mit zunehmendem Alter vor allem durch das Streben nach Gesundheit und Wohlbefinden abgelöst. Dieses Ziel kann mit einem gesundheitsorientierten Kraft- und Bewegungsprogramm erreicht werden. Eine gesteigerte Gesundheit und eine längere und aktivere Lebensgestaltung sind das Resultat eines regelmäßigen Trainings.

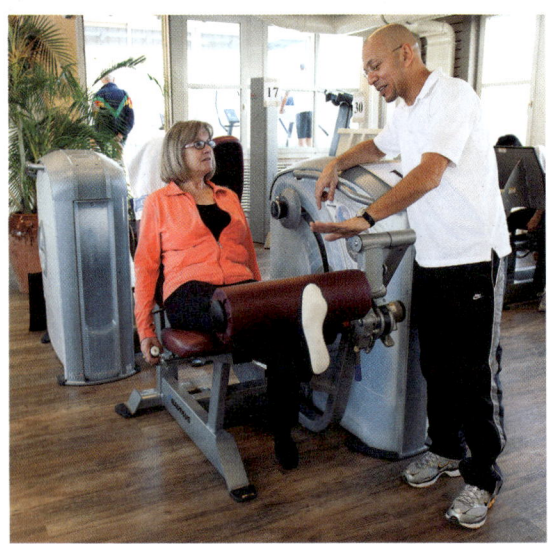

In einem Fitness- und Gesundheitscenter werden Sie von zertifizierten Fitness-Instruktoren betreut.

58

## 7. 2. Warum bewegen sich Menschen?

Auf diese Frage gibt es natürlich nicht die eine Antwort. Vielmehr existieren verschiedene Faktoren, die je nach Persönlichkeit unterschiedlich gewichtet werden. In Bezug auf Bewegung und Krafttraining sind verschiedene motivationsbeeinflussende Elemente von hoher Bedeutung.

**Freude an der Bewegung:** Die Freude an der Bewegung ist das meistgenannte und somit wichtigste Motiv für die körperliche Aktivität bei Senioren. Neue Studien gehen davon aus, dass das optimale Gleichgewicht zwischen Spaß und Erfolgserlebnissen einer der wichtigsten Motivationsfaktoren für regelmäßige Bewegung sowohl bei jungen als auch bei älteren Menschen ist! Das kennen Sie bestimmt auch aus anderen Lebensbereichen: Wenn man bemerkt, dass man etwas gut kann oder sich erste Verbesserungen schnell einstellen, macht es einem auch Spaß.

**Erfolgserlebnisse:** Es erscheint plausibel, dass Bewegung mehr Freude bereitet, wenn man dabei Erfolge verbuchen kann. Beim Krafttraining kann man vor allem als Einsteiger schnell Fortschritte erzielen. Nach wenigen Wochen kann man den Bewegungsablauf perfekt durchlaufen, das Gewicht erhöhen oder schafft mehr Wiederholungen einer Übung. Gerade in Kombination mit Gleichgewichtstraining sind den Steigerungsmöglichkeiten kaum Grenzen gesetzt. Es gibt immer eine neue Herausforderung. Bald erkennt man auch körperliche Veränderungen im Alltag. Es ist beispielsweise ungemein motivierend, wenn man sich beim Gehen auch auf anspruchsvollem Untergrund wieder sicher fühlt. Hier verschmelzen die Motive „Erfolgserlebnisse" und „erwartete Konsequenzen".

**Erwartete Konsequenzen:** Von der Bewegungsaktivität erwartet man sich bestimmte Konsequenzen. So erhofft man sich etwa, dass durch Bewegung das Körpergewicht reduziert wird, man wieder besser gehen kann oder weniger oft stürzt. Dem aufmerksamen Leser ist anhand der vorangegangenen Kapitel natürlich aufgefallen, dass diese erwarteten Konsequenzen mit Kraft- und Gleichgewichtstraining durchaus erzielbar sind. Viele alltägliche Bewegungsabläufe wie zum Beispiel Treppensteigen, Einkaufstaschentragen oder das Aufstehen aus einem Stuhl fallen bedeutend leichter.

**Soziale Unterstützung:** Ein Fitness- und Gesundheitscenter ist neben dem Ort, wo man trainiert, auch ein Ort, wo man sich trifft. Schwitzen und Lachen sind weitere Motivationsbegleiter. Es gibt kaum günstigere Gelegenheiten, um neue Bekanntschaften zu machen, als wenn man sich zusammen bewegt. Ein tolles Beispiel dafür ist das sogenannte „Buddy-System". Mit Buddy ist ein Trainingspartner gemeint, mit dem man das Training gemeinsam bestreitet. Diesem Partner kommt vor allem in Zeiten geringer Motivation eine große Bedeutung zu. Ist man einmal wenig motiviert für das Training, wird man sich zweimal überlegen, einfach zu Hause zu bleiben, wenn ein Trainingspartner auf einen wartet. Auch die Betreuungs- und Beratungsperson im Fitness- und Gesundheitscenter kann als Trainingspartner angesehen werden. Die Motivation und Hilfestellung durch den zertifizierten Fitness-Instruktor kann sehr hilfreich dabei sein, das Bewegungstraining weiterzuführen. Dieses Buddy-System funktioniert natürlich auch in anderen Sportarten, denn zu zweit oder in einer Gruppe macht Bewegung einfach mehr Spaß.

Vielmals besteht noch der Eindruck, dass das Fitnesscenter ausschließlich ein Ort für junge Menschen ist. Dies ist nicht so. Schon heute gibt es Center, in denen der durchschnittliche Anteil der über 50-jährigen bei 15% bis 20% liegt. Und dieser Anteil steigt von Jahr zu Jahr an.

## 7. 3. Das optimal motivierende Training

Das Wichtigste ist, dass Sie eine Sportart/Trainingsform finden, die Ihnen Freude bereitet. Probieren Sie deshalb unbedingt verschiedene Dinge aus, um herauszufinden, was das ist. Das optimal motivierende Training gibt es nicht, aber es gibt Ihr perfekt motivierendes Training. Wenn Sie also denken, dass Sie Spaß daran hätten, mit Bekannten zu trainieren, dann sprechen Sie sie darauf an. Erzählen Sie ihnen von den vielfältigen positiven Einflüssen, welche Krafttraining hat. Viele Fitness- und Gesundheitscenter haben spezielle Angebote für ältere Menschen. Falls Sie also aus Ihrem Bekanntenkreis niemanden dazu bewegen können, mit Ihnen zu trainieren, finden Sie dort bestimmt einen Altersgenossen oder eine Altersgenossin mit demselben Ziel.

Führen Sie ein Bewegungstagebuch. So behalten Sie Ihre Fortschritte im Blick. Vor allem Krafttraining bietet über die Gewichtslast, mit der trainiert wird, oder über die Wiederholungszahl eine klare Rückmeldung. Integrieren Sie auch die persönlichen Fortschritte, die Sie im Alltag beobachten, in dieses Buch. Wenn Sie also zum Beispiel die letzte Treppe, die zu Ihrer Wohnungstür führt, wieder problemlos ohne Lift bewältigen können, notieren Sie sich dies und überlegen sich vielleicht auch gleich die nächste Herausforderung.

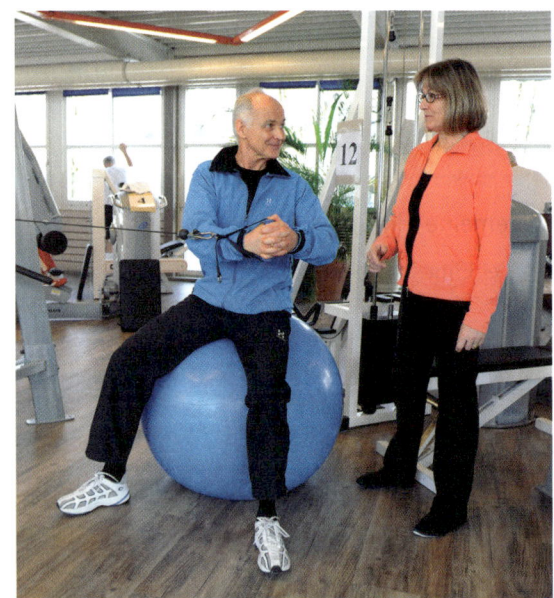

Zusammen macht Trainieren einfach mehr Spaß. Bei der Übungsausführung kann man sich gegenseitig unterstützen und motivieren.

# Praxis mit Übungsideen

Nachfolgend wollen wir Ihnen einige Übungsideen aufzeigen, mit denen Sie Kraft und Gleichgewicht trainieren können. In einem ersten Teil finden Sie Übungen, die an Kraftgeräten durchgeführt werden. Dies soll Ihnen einen Einblick geben, wie ein Training in einem Fitness- und Gesundheitscenter aussehen kann. Die dazugehörigen Beschreibungen ersetzen dabei nicht die individuelle Betreuung durch Fachpersonal, von dem Sie in einem Fitness- und Gesundheitscenter betreut werden.

In einem zweiten Teil zeigen wir Ihnen sinnvolle Übungen für zu Hause. Alles was Sie zur Ausführung benötigen, finden Sie in Ihrem Haushalt. Tipp: Bevor Sie mit ihrem Fitnessprogramm starten, empfehlen wir Ihnen die Absprache mit einem Sport- oder Physiotherapeuten oder zertifizierten Fitness-Instruktoren eines Fitness- und Gesundheitscenters. Kontaktinformationen zu entsprechenden Institutionen finden Sie auf der Umschlagsinnenseite dieses Buches.

## Allgemeine Informationen zu den Übungen

Zu viel Ehrgeiz kann genauso schaden wie Inaktivität. Gehen Sie das Training also behutsam an und reduzieren Sie den Umfang (Anzahl der Wiederholungen) und die Intensität (Größe des Gewichtes) des Trainings, wenn Sie Beschwerden haben sollten. Die Übungen sind in ihrer Grundform einfach gehalten und die Variationen werden anspruchsvoller. Tasten Sie sich langsam vom Einfachen zum Schwierigen.
Die mögliche Wiederholungszahl richtet sich nach dem aktuellen körperlichen Leistungszustand. Wir schlagen 6 -15 Wiederholungen jeder Bewegung vor. Bei einbeinigen Übungen gilt dieser Richtwert für jedes Bein.

# 1. Übungen im Fitness- und Gesundheitscenter

## 1. 1. Kraft

### 1. 1. 1. Beinpresse

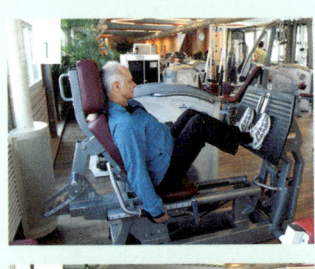
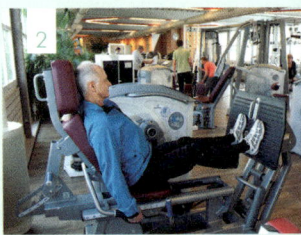
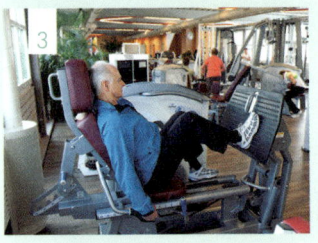
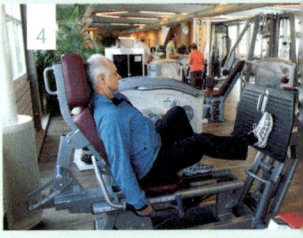
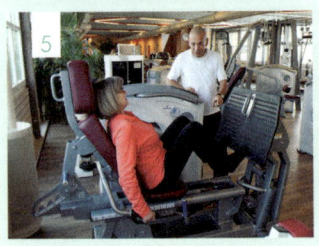
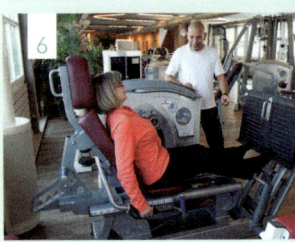

### 1.1.1. Beinpresse

**Ziel:** Kräftigung der Beinstreckerkette (Gesäß-, Oberschenkel- und Wadenmuskulatur)

**Ausgangsposition:** In der Startposition soll der Kniewinkel nicht größer als 90° sein. Die Beine stehen parallel hüftbreit nebeneinander, die Knie zeigen zu den Zehen (korrekte Beinachse), Abb. 1.

**Endposition:** Während dem Strecken der Beine bleiben die Knie zu den Fußspitzen ausgerichtet, die Beine werden bis kurz vor der vollständigen Streckung der Knie gestreckt, Abb. 2.

**Variation 1:** Einbeinige Ausführung

a: Zur Vermeidung oder zum Erkennen von Kraftunterschieden zwischen dem rechten und linken Bein sollte die Übung bei geringerem Gewicht auch immer einbeinig durchgeführt werden. Ausgangsposition wie oben beschrieben, dann ein Bein wegnehmen. Korrekte Beinachse beachten! Abb. 3

b: Mit Beachtung der korrekten Beinachse wird die Streckung des Beines bis kurz vor der vollständigen Streckung durchgeführt, Abb. 4.

**Variation 2:** Zehenhochstand

a: Zum verstärkten Training der Wadenmuskulatur die Variation mit dem Kontakt nur unter den Zehenballen durchführen. Dabei ebenfalls Beachtung der korrekten Beinachse, vgl. oben. Zehenballen dazu am unteren Ende der Fußplatte positionieren, Abb. 5.

b: Die Sprunggelenke und Knie bis zur vollständigen Streckung (Hochzehenstand) durchstrecken, da hier keine Gefahr der Überstreckung besteht. Alternativ kann in der Endposition die Bewegung auch nur in den Sprunggelenken durchgeführt werden (isoliertes Wadentraining), Abb. 6.

## 1. 1. 2. Abduktion

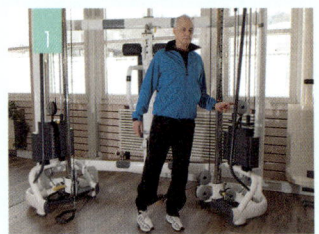 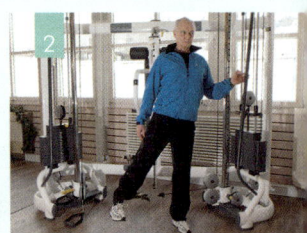

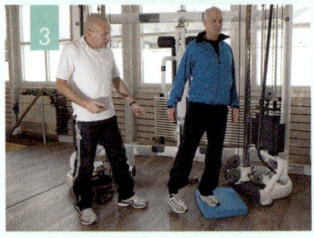 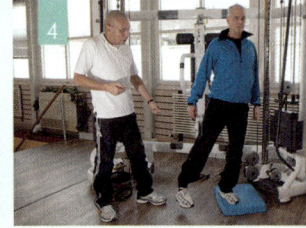

### 1.1.2. Abduktion

**Ziel:** Kräftigung der beinabspreizenden und hüftstabilisierenden seitlichen Hüftmuskulatur (Gesäßmuskulatur)

1: Das Standbein ist im Knie leicht gebeugt. Zur Stabilisierung kann der Übende sich seitlich festhalten. Eine Schlaufe wird um das äußere Bein (Spielbein) fixiert. Der Seilzug verläuft hinter dem Standbein. Der Fuß des Spielbeines zeigt leicht nach innen, die Ferse führt die Bewegung an. Abspreizen des Spielbeines nach außen, Abb. 1.

2: Seitliches Abspreizen des Spielbeines bis maximal 40°. Dabei darauf achten, dass die Fußspitze weiterhin nach innen zeigt, Abb. 2.

**Variation:**

a: Zur Erschwerung kann der Übende sich nur noch mit einem Finger oder gar nicht mehr festhalten und/oder eine instabile Unterlage unter das Standbein legen, Abb. 3+4.

## 1. 1. 3. Adduktion

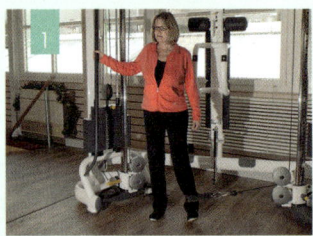 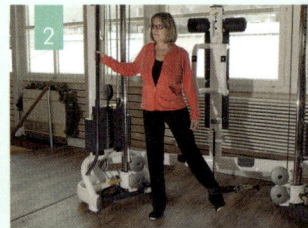

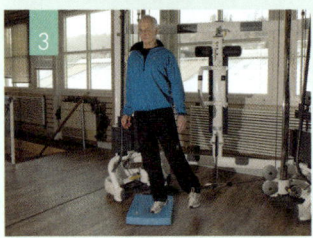 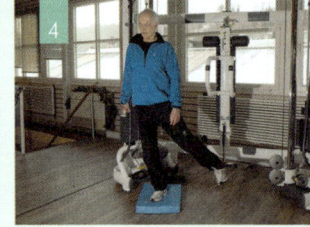

### 1.1.3. Adduktion

**Ziel:** Kräftigung der inneren hüftstabilisierenden Becken- und Oberschenkelmuskulatur

1: Das Standbein ist im Knie leicht gebeugt. Zur Stabilisierung kann der Übende sich seitlich festhalten. Eine Schlaufe wird um das innere Bein (Spielbein) fixiert, Abb. 1.

2: Das Spielbein wird seitlich bis maximal $40°$ abgespreizt. Danach wir es wieder zurückgeführt, Abb. 2.

**Variation:**
Zur Erschwerung kann der Übende sich nur noch mit einem Finger oder gar nicht mehr festhalten und/oder eine instabile Unterlage unter das Standbein legen, Abb. 3, 4.

### 1. 1. 4. Ruderzug

**Ziel:** Kräftigung der aufrichtenden Rückenmuskulatur

1: Bei korrekter Sitzhöhe die Füße etwas mehr als hüftbreit auf den Boden abstellen. Das Brustpolster wird als Orientierung genommen und nicht berührt. Bauchnabel leicht nach innen ziehen und den Kopf wie an einem Faden gezogen gegen die Decke heben. Diese Position halten und mit den gestreckten Armen das Gewicht aufnehmen, Abb. 1.

2: Position beibehalten und kontrollieren, dabei das Gewicht zum Körper heranziehen. Die Handinnenflächen sollen am Ende der Bewegung an die Decke zeigen, Abb. 2.

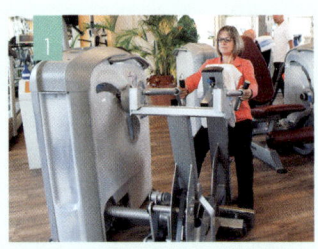

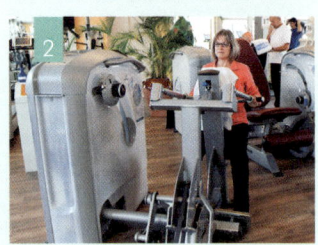

## 1. 1. 5. Beinstreckung

**Ziel:** Isolierte Kräftigung der vorderen Oberschenkelmuskulatur

1: Bei korrekt eingestellter Drehachse Beinpolster am Unterschenkel positionieren, Abb. 1.
Hüftwinkel 90°–120° möglich.

2: Beidbeinige oder einbeinige Übungsausführung möglich. Langsame und kontrollierte Ausführung der Übung bis zur Streckung des Kniegelenkes, Abb. 2.

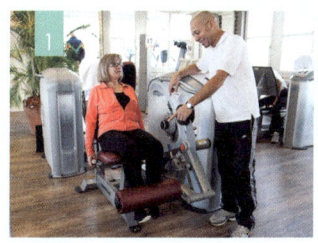

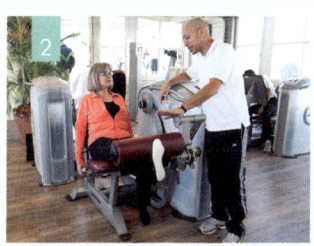

## 1. 1. 6. Oberkörperrotation

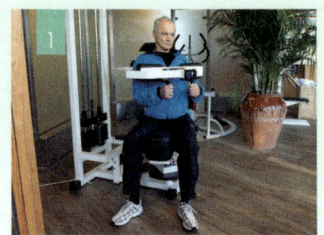
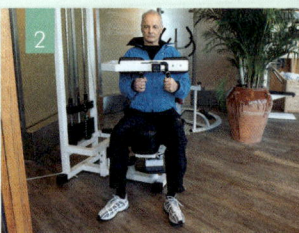

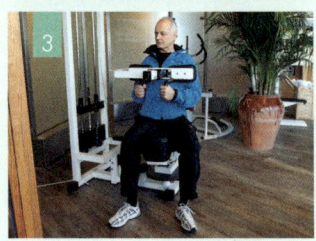

## Variation

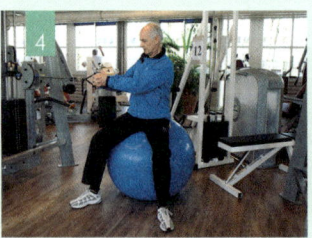
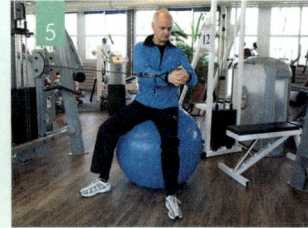

## 1. 1. 6. Oberkörperrotation

**Ziel:** Kräftigung der schräg verlaufenden Bauchmuskulatur und rotierenden Rückenmuskulatur

1: Bei korrekter Sitzhöhe die Füße etwas mehr als hüftbreit auf den Boden abstellen. Dabei das Mittelpolster zwischen den Beinen nicht berühren. Das Brustpolster ist etwa auf Höhe des Brustbeines. Kopf (Blickrichtung) und Brustbein bilden eine Linie. Die Bewegung startet aus einer vorrotierten Position. Bauchnabel leicht nach innen ziehen und den Kopf wie an einem Faden gezogen gegen die Decke heben, Abb. 1.

2: Bei der Rotation mit der Wirbelsäule größer werden, also so wie eine Schraube, die sich in die Decke dreht, Abb. 2.

3: Die Drehung endet, wenn das Brustbein sich nicht mehr weiter drehen lässt, dabei Kopfstellung beachten, Kopf nicht weidrehen, Abb. 3.

**Variation:** An Seilzug auf Gymnastikball sitzend

a: Bei korrekter Sitzhöhe die Füße etwas mehr als hüftbreit auf den Boden abstellen. Knie schauen zu den Fußspitzen. Der Griff des Seilzuges wird auf Höhe des Brustbeines gehalten. Über die Weite der Streckung der Arme kann die Gewichtsbelastung beeinflusst werden. Kopf (Blickrichtung) und Brustbein bilden eine Linie. Die Bewegung startet aus einer vorrotierten Position. Bauchnabel leicht nach innen ziehen und den Kopf wie an einem Faden gezogen gegen die Decke heben, Abb. 4.

b: Bei der Rotation mit der Wirbelsäule größer werden, also so wie eine Schraube, die sich in die Decke dreht. Die Drehung endet, wenn das Brustbein sich nicht mehr weiter drehen lässt, dabei Kopfstellung beachten, Kopf nicht weiterdrehen, Abb. 5.

## 1. 2. Gleichgewicht

## 1. 2. 1. Übungen mit dem Kippbrett

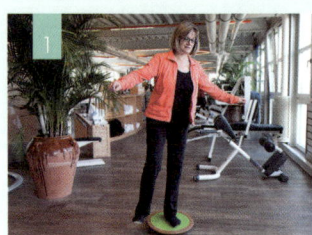 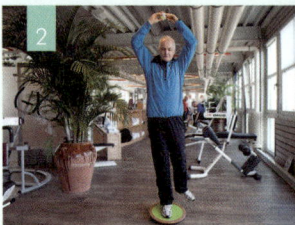

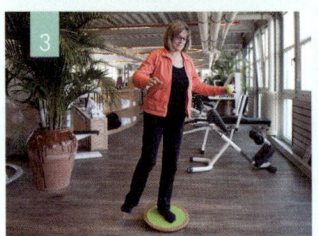 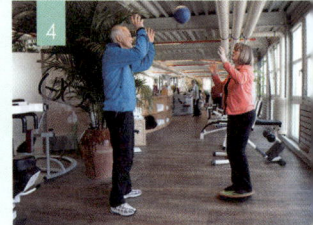

## 1. 2. 2. Übung auf weicher instabiler Unterlage

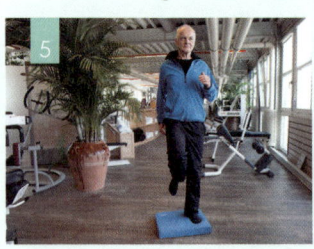 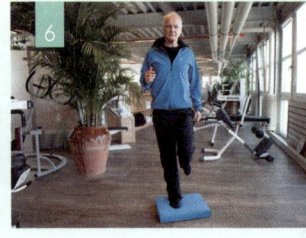

### 1. 2. 1. Übungen mit dem Kippbrett

1: Beid- oder einbeiniges Stehen auf dem Kippbrett. Zu Beginn evtl. vor einer Sprossenwand, Abb. 1.
2: Vertikaler Kreis: Stand wie oben. Kreisen eines Balles in der Vertikalen, Abb. 2.
3: Horizontaler Kreis: Stand wie oben. Kreisen des Balles um den Körper, Abb. 3.
4: Partnerübung: Werfen und Fangen eines Balles im ein- oder beidbeinigen Stand, Abb. 4.

### 1. 2. 2. Übung auf weicher instabiler Unterlage

Gehen auf der Stelle auf dem Schaumstoff-Pad: Nach drei Schritten für drei Sekunden im Einbeinstand verharren. Dann erneut drei Schritte gehen und verharren, Abb. 5+6.

### 1. 2. 3. Übungen mit Hanteln, Flaschen o.Ä.

Achterkreisen: Zwei Hanteln im Abstand von einem halben Meter aufstellen. Sich seitlich davon positionieren. Achterkreisen um die Hanteln vor- und rückwärts mit dem Spielbein. Alternativ mit geschlossenen Augen, Abb. 7.

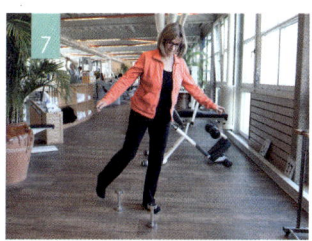

75

# 2. Übungen für zu Hause

## 2. 1. Kraft

Material: Stuhl und Tisch bzw. zweiter Stuhl zum Abstützen, zwei Wasserflaschen, Kissen

## 2. 1. 1. Übung 1

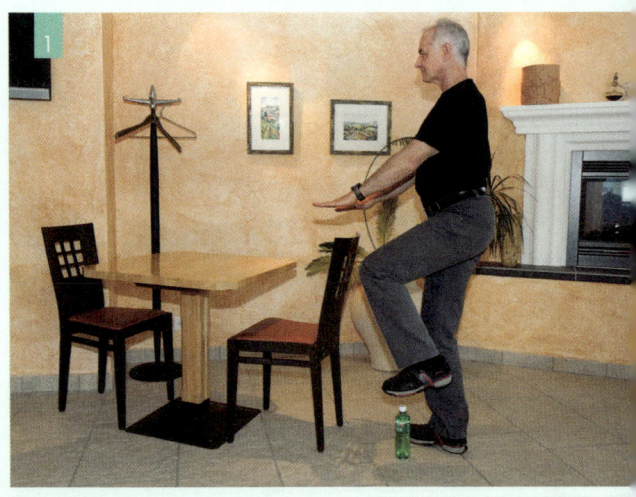

## 2. 1. 1. Übung 1

**Ziel:** Kräftigung der inneren und seitlichen Hüft- und Oberschenkelmuskulatur

Vor einer Stuhllehne oder einem Tisch stehen und sich abstützen. Eine PET-Flasche steht auf dem Boden (Anfänger: Halbliterflasche, Fortgeschrittene: 1-Liter-Flasche). Seitliches Übersteigen der Flasche mit beiden Beinen und wieder zurück, Abb. 1.

**Variationen:**
a: Nur noch mit einem Finger abstützen oder ohne Abstützen
b: Seitwärts eine Treppe hoch- und wieder runtergehen
   (ev. Handlauf als Sturzsicherung nutzen)

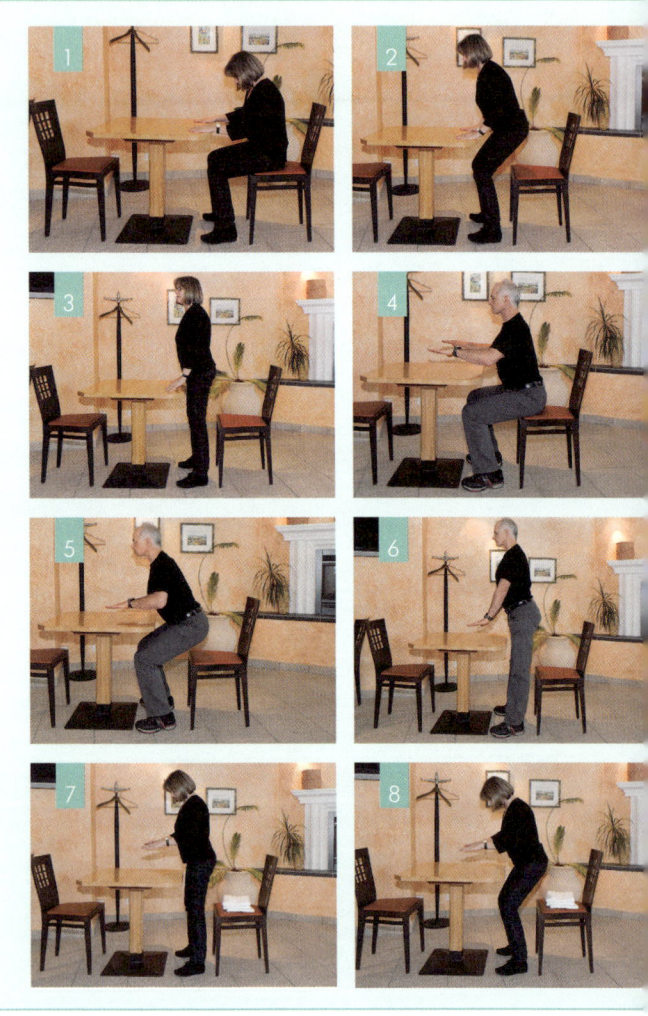

## 2. 1. 2. Übung 2

**Ziel:** Kräftigung der Beinstreckerkette (Gesäß-, Oberschenkel- und Wadenmuskulatur)
Auf einem Stuhl auf der vorderen Hälfte sitzen, die Hände auf dem Tisch abstützen. Aufstehen und hinsetzen. Oberkörper gerade nach vorne beugen, Abb. 1, 2, 3.

**Variationen:**
a: Ohne Abstützen – die Hände berühren den Tisch nicht (ohne Arme), Abb. 4, 5, 6.
b: Ohne Absitzen – ein Kissen oder Handtuch auf den Stuhl legen. Beim Absitzen das Kissen leicht berühren und wieder nach oben kommen, Abb. 7, 8, 9.
c: Einbeinig – Geübte können die Übung auch einbeinig ausführen. Aber Vorsicht: Dadurch wird die Trainingslast verdoppelt, Abb. 10, 11, 12.

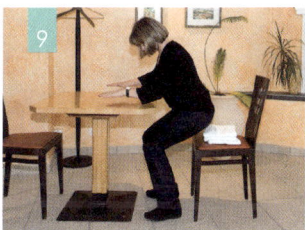
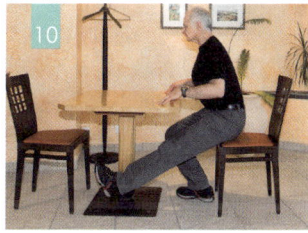
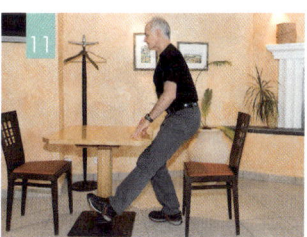
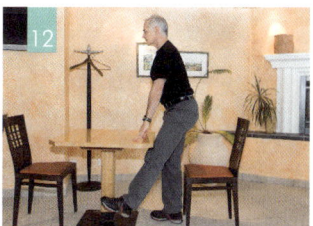

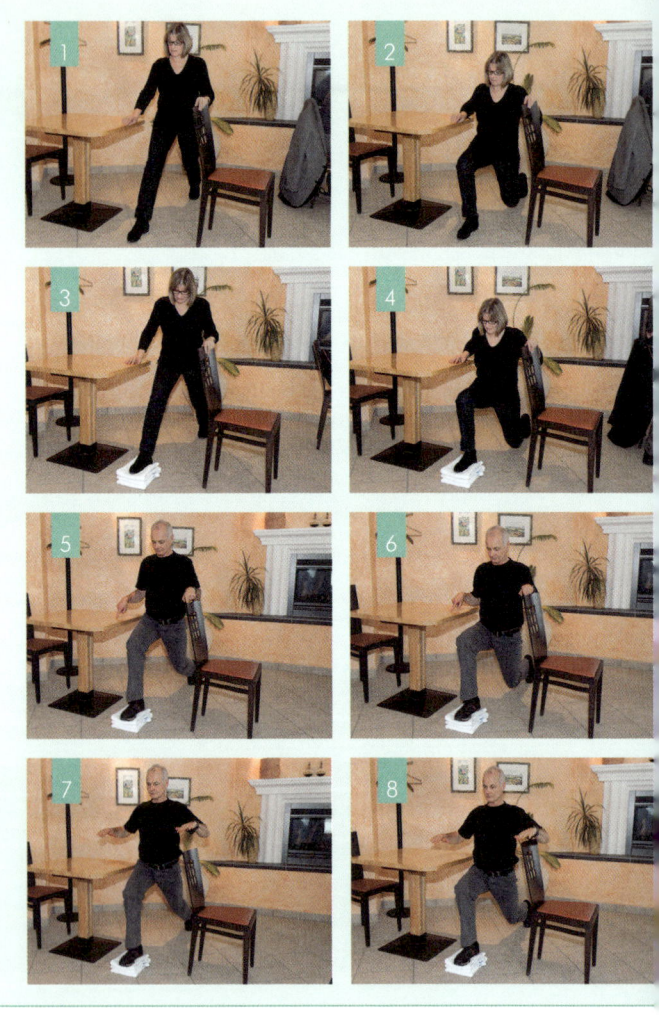

## 2. 1. 3. Übung 3

**Ziel:** Kräftigung der Beinstreckerkette (Gesäß-, Oberschenkel- und Wadenmuskulatur)

Zwischen Tisch und Stuhl einen großen Ausfallschritt machen. Mit den Händen an Tisch und Stuhllehne festhalten. Mit dem hinteren Knie bis eine Faustbreite über den Boden absinken. Beim vorderen Bein bleibt der Unterschenkel möglichst senkrecht zum Boden und das Knie zeigt immer in die Richtung der Fußspitze, Abb. 1, 2.

**Variationen:**
a: Vorderer Fuß auf Kissen oder gefaltetem Badetuch, Abb. 3, 4.
b: Nur ein Finger als Stütze, Abb. 5, 6.
c: Ohne Festhalten, Abb. 7, 8.

## 2. 1. 4. Übung 4

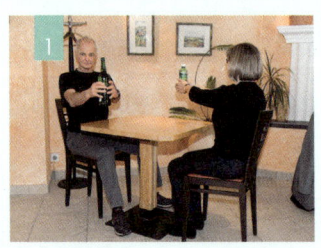

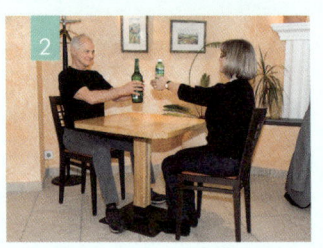

## 2. 1. 4. Übung 4

**Ziel:** Kräftigung der schrägen Bauch- und rotierenden Rückenmuskulatur

An einem Tisch sitzen, Beine gut hüftbreit, Füße haben guten Kontakt zum Boden. Mit gestreckten Armen eine Wasserflasche von links nach rechts umstellen. Dabei die Flasche möglichst immer abstellen und neu greifen, Abb. 1, 2.

**Variation:**
Größe und Gewicht der Flasche variieren.

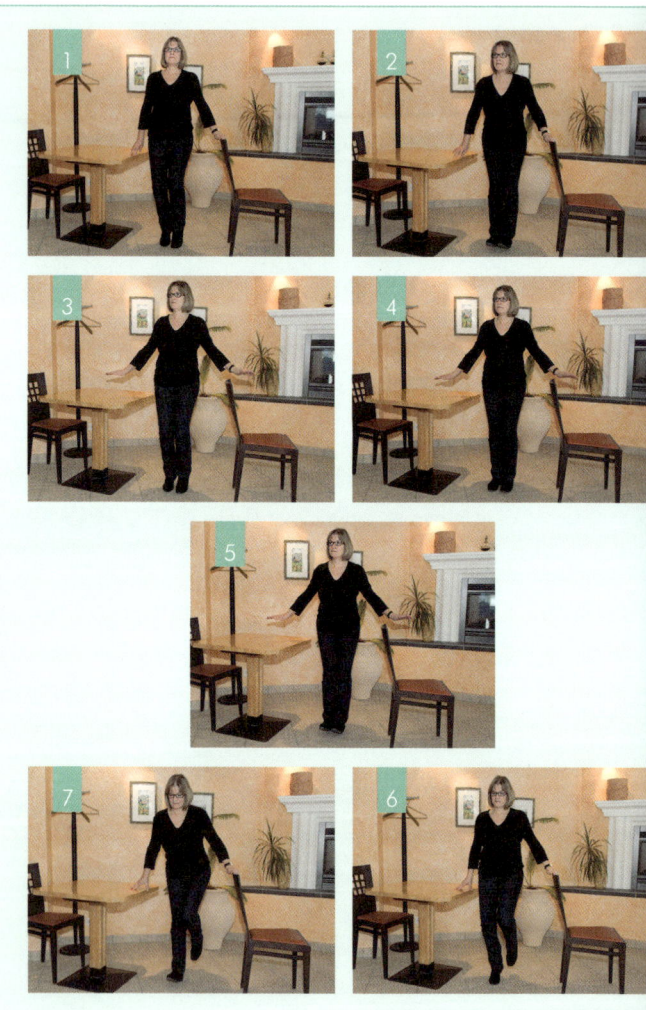

## 2. 2. Gleichgewicht

### 2. 2. 1. Übung 1

Hüftbreiter Stand zwischen Stuhl und Tisch. Auf die Zehenspitzen stellen, kurz stehen bleiben (bis 3 Sekunden). Aus der Ausgangsposition nach hinten auf die Fersen absenken, Fußspitzen heben dabei ab, Abb. 1, 2.

**Variation:**
a: Ohne Festhalten, Abb. 3, 4, 5.
b: Nur auf einem Bein, Abb. 6, 7.

## 2. 2. 2. Übung 2

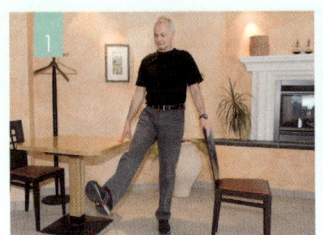 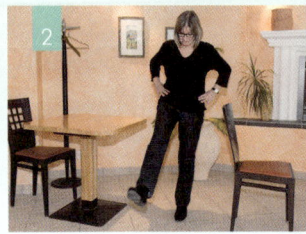

## 2. 2. 2. Übung 3

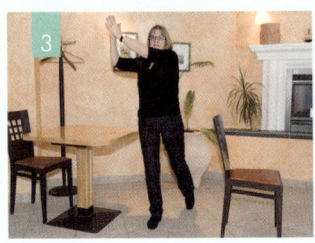 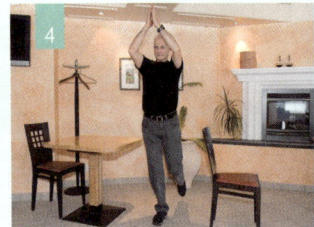

## 2. 2. 2. Übung 2

Einbeinstand zwischen Stuhl und Tisch. Standbein ist im Knie leicht gebeugt, Knie zeigt zur Fußspitze. Mit dem Spielbein Zahlen von 1-5 großzügig in die Luft (wenige cm über Boden) „schreiben", Abb. 1.

### Variation:
Arme in der Hüfte stützen, Abb. 2.

## 2. 2. 3. Übung 3

Einbeinstand zwischen Stuhl und Tisch. Standbein ist im Knie leicht gebeugt, Knie zeigt zur Fußspitze. Das hintere Bein steht leicht auf der Fußspitze und unterstützt das Halten des Gleichgewichtes. Mit gestreckten Armen und sich berührenden Handflächen die Buchstaben des Alphabetes in die Luft schreiben. Nach vier Buchstaben Bein wechseln, Abb. 3.

### Variation:
Das hintere Bein berührt den Boden nicht, Abb. 4.

## 2. 2. 4. Übung 4

Treppensteigen in Zeitlupe, d.h. beim Treppensteigen bewusst die Schritte langsam ausführen und die einbeinige Standbeinphase verlängern. Zu Beginn die Hand am Handlauf mitführen.

### Variationen:
a: Mit der Hand den Handlauf nicht berühren
b: Die Augen schließen
c: Nur jede zweite Stufe nehmen
d: Das Gleiche die Treppe hinunter

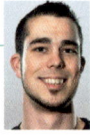

**Dominique Ernst**

Dominique Ernst absolvierte das Studium zum Master of Science in Sport and Exercise Sciences an der Universität Basel. Seither arbeitet er am Institut für Sport und Sportwissenschaften der Universität Basel im Arbeitsbereich Trainingswissenschaften. Dort beschäftigt er sich vorwiegend mit dem Thema Gesundheitsförderung mittels körperlicher Aktivität in Kindes- und Seniorenalter.

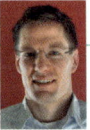

**Urs Granacher**

Dr. phil. Urs Granacher absolvierte das erste und zweite Staatsexamen in den Fächern Sportwissenschaft, Germanistik und Anglistik sowie seine Promotion in Sportwissenschaft an der Albert-Ludwigs-Universität Freiburg. Er ist wissenschaftlicher Mitarbeiter im Arbeitsbereich Trainingswissenschaft und stellvertretender Leiter dieses Bereiches am Institut für Sport und Sportwissenschaften der Universität Basel.

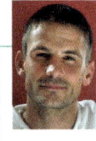

**Tim Hartmann**

Dr. phil. Tim Hartmann ist diplomierter Turn- und Sportlehrer und promovierter Psychologe. Er lehrt und forscht am Institut für Sport und Sportwissenschaften der Universität Basel. Im Rahmen dieser Tätigkeit befasst er sich mit psychologischen Fragestellungen im Leistungs- und Gesundheitssport.

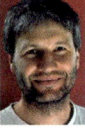

**Ralf Roth**

Ralf Roth ist diplomierter Turn- und Sportlehrer und Sporttherapeut DVGS. Er ist Dozent am Institut für Sport und Sportwissenschaften der Universität Basel und arbeitet dort im Arbeitsbereich Trainingswissenschaft. Im Rahmen dieser Tätigkeit befasst er sich mit den Themen Prävention und Rehabilitation aus sporttherapeutischer Sicht.

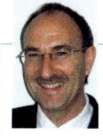

**Uwe Pühse**

Uwe Pühse ist Professor für Sportwissenschaft und Vorsteher des Instituts für Sport und Sportwissenschaften der Universität Basel. Seine Schwerpunkte in Forschung und Lehre liegen im sportpädagogisch-sozialwissenschaftlichen Bereich. Er beschäftigt sich insbesondere mit den sozial-integrativen Funktionen des Sports, der Bewegungsförderung von Kindern und Jugendlichen sowie mit dem Einfluss von Bewegung und Sport auf die psychische Gesundheit.

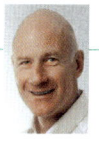

**Lukas Zahner**

Dr. phil. nat. Lukas Zahner erlangte den Masterabschluss in Biologie und Sport sowie seine Promotion in Sportwissenschaft an der Universität Basel. Er ist Diplom Trainer Spitzensport Swiss Olympic. Weiterhin ist Dr. Zahner Mitglied der Institutsleitung und Leiter des trainingswissenschaftlichen Arbeitsbereiches am Institut für Sport und Sportwissenschaften der Universität Basel.